LA
VRAIE MÉDECINE

AUX PRISES AVEC

LE CHARLATANISME,

OU

EXAMEN CRITIQUE DE PLUSIEURS DOCTRINES
MÉDICALES

TRÈS DANGEREUSES POUR LE PEUPLE,

ET PARTICULIÈREMENT DE LA MÉDECINE, DITE CURATIVE,
DE M.' LEROY.

Par F. J. LEBOUT.

Serpit error sicut cancer.

PARIS.

IMPRIMERIE DE BÉTHUNE ET PLON,

RUE DE VAUGIRARD, 36.

1837.

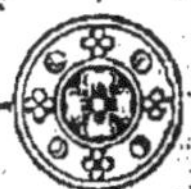

LA
VRAIE MÉDECINE

AUX PRISES AVEC

LE CHARLATANISME.

LA

VRAIE MÉDECINE

AUX PRISES AVEC

LE CHARLATANISME.

LA
VRAIE MÉDECINE

AUX PRISES AVEC

LE CHARLATANISME,

OU

EXAMEN CRITIQUE DE PLUSIEURS DOCTRINES MÉDICALES

TRÈS DANGEREUSES POUR LE PEUPLE,

ET PARTICULIÈREMENT DE LA MÉDECINE, DITE CURATIVE,

DE M. LEROY.

Par F. J. LEBOUT.

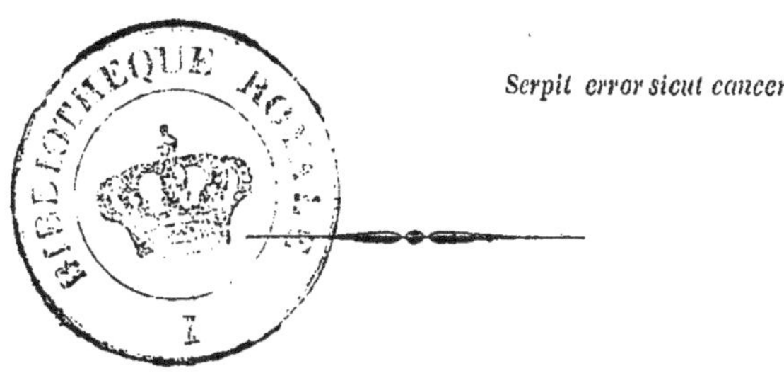

Serpit error sicut cancer.

PARIS.

IMPRIMERIE DE BÉTHUNE ET PLON,
RUE DE VAUGIRARD, 36.

1837.

PRÉFACE.

Le livre que nous donnons au public aura, aux yeux de bien des gens, le tort d'arriver trop tard. M. Leroy, dit-on de tous côtés, M. Leroy est mort et enterré, personne ne songe plus à lui; à quoi bon aller exhumer ses cendres et combattre un ennemi que le ridicule et l'opinion publique ont désarmé depuis long-temps.

Ces réflexions, qu'on ne manquera pas de nous adresser, ne nous avaient point échappé; mais notre position nous a permis d'en reconnaître toute la fausseté. La médecine de M. Leroy a incontestablement perdu beaucoup de sa vogue, mais pourtant elle exerce encore d'immenses ravages dans les campagnes et surtout dans certaines provinces de la France. C'est ce qui nous a engagés à publier ce petit ouvrage dont tout le mérite est dans l'intention d'être utile. La forme que nous avons adoptée nous a paru la plus convenable pour les lecteurs auxquels nous nous adressons. Du reste nous avertissons une fois pour toutes, qu'en faisant parler le médecin Purgoni, nous lui prêtons toujours le sens de la *Méthode curative*, et souvent les propres paroles.

Nous avons fait suivre le travail de quelques considérations générales sur les principales maladies chroniques de l'estomac et sur la grande influence qu'a exercée l'extension démesurée des principes de la médecine dite *physiologique* sur la manière d'envisager et de traiter les diverses affections gastriques. Cette question, comme on le voit, est pleine d'actualité et palpitante d'intérêt, non seulement pour les médecins, mais aussi pour les gens du monde, qui n'ont pas moins à se prémunir contre l'abus de la diète et des sangsues, que contre la médecine Leroy. Nous montrerons les écarts et les suites funestes de la pratique uniforme et inflexible d'une médecine *ultra-physiologique*, et nous établirons des règles et des principes à l'aide desquels on pourra distinguer sûrement les différentes maladies chroniques de l'estomac. Toutes ces observations sont le fruit d'une expérience longue et consciencieuse, et nous aimons à croire que les médecins eux-mêmes ne les liront pas sans intérêt.

Nota. Toutes les citations indiquées dans le cours de cet ouvrage se rapportent à la *Méthode curative* de M. Leroy.

INTERLOCUTEURS.

———

M. le comte de PALLAS, homme d'étude qui s'est surtout occupé de sciences naturelles.

M. BONNEFOI, curé.

M. MONTFORT, ancien capitaine de la garde de Napoléon, et maire.

M. PURGONI, officier de santé.

Tous les entretiens se passent chez M. le comte.

ENTRETIENS

SUR DIFFÉRENS SUJETS

DE MÉDECINE POPULAIRE.

PREMIER ENTRETIEN.

LE CURÉ. — Toujours à l'étude, M. le Comte, vous êtes infatigable.

LE COMTE. — Eh, mon Dieu, c'est la seule distraction permise à mon âge. Soyez les bienvenus, Messieurs; vous êtes bien aimables de venir charmer la solitude d'un vieillard...... Mais est-ce que nous n'aurons pas le plaisir de voir votre médecin?

MONTFORT. — Pardon, il viendra ; mais vous savez que les médecins aiment toujours à se faire attendre.

LE CURÉ. — Ce n'est pas tout-à-fait cela ; comme nous allions partir, on est venu à toute bride le chercher pour un malade. Toutefois il ne tardera pas ; il est à cheval, et les médecins vont toujours au galop.

LE COMTE. — Comment le nommez-vous donc, ce monsieur, je ne me rappelle plus son nom.

MONTFORT.—Auriez-vous oublié votre Molière, M. le Comte? et le nom de Purgoni...

LE COMTE.—C'est vrai, c'est vrai, je n'y songeais pas ; mais comme je ne l'ai encore vu qu'en passant, cela m'était sorti de la mémoire. Du reste, il parle si bien notre langue qu'on ne le croirait pas étranger, comme semble l'indiquer son nom.

LE CURÉ.—Il est italien, mais depuis vingt ans il habite en France.

MONTFORT.—Dix-neuf ans de trop.

LE CURÉ. — Toujours de l'exagération, M. le maire ; toujours de mordantes épigrammes. Mais savez-vous qu'il a rendu de grands services dans notre pays, depuis huit ans qu'il y est? Sans lui, je crois que je ne serais plus de ce monde.

MONTFORT.—Je ne savais pas qu'il eût sauvé des jours si précieux. Mais combien cela vous a-t-il coûté?

LE CURÉ.—Trève de plaisanterie....

LE COMTE.—Les services que rend un médecin, Messieurs, ne peuvent s'estimer à prix d'argent; et il n'est personne qui ne se trouvât heureux de racheter sa santé par toute sa fortune.

MONTFORT. — J'en conviens, M. le Comte, le malheur est que souvent on sacrifie beaucoup d'argent, et qu'on n'en va pas moins *ad patres*, comme on dit. Pour moi, je suis encore à appeler un médecin : quand je me sens indisposé, je vous avale une vieille bouteille de Bordeaux à la française, et le lendemain il n'y paraît plus.

Le Comte.—Les meilleurs médecins ne peuvent guérir toutes les maladies ; il y en a qui sont au-dessus des ressources de l'art : et d'ailleurs, l'homme étant condamné à mourir, il faut bien qu'il paie un jour ou l'autre son tribut à la nature.

Montfort.—Oui, je le sais ; quand il n'y a plus d'huile dans la lampe, il faut bien qu'elle s'éteigne ; mais malheureusement il n'est pas rare de voir les médecins la souffler avant le temps. Si tout le monde connaissait comme moi l'inutilité de leur art, dont ils font tant d'étalage, ils useraient bien moins de chevaux qu'ils ne font.

Le Comte.—Oh, oh, M. Montfort, comme vous y allez ! On voit bien qu'en effet vous n'avez jamais été malade ; si vous eussiez seulement eu une bonne fluxion de poitrine, bien *étoffée,* vous sauriez mieux apprécier cette science si indispensable.

Le Curé.—Il ne croit pas à l'utilité de la méde-cine, et cependant aussitôt que madame a la plus légère indisposition, on court chercher un docteur.

Montfort.—J'en fais venir un, parce que cela plaît à ma femme ; mais je n'ai garde de croire que ce soient les sirops et les pastilles qu'elle prend qui dissipent ses indispositions ; son imagination en fait plus que les remèdes bien doux et bien sucrés que lui prescrit son docteur anodin. Il la traite probablement comme un médecin que j'ai connu traitait les petites maîtresses vaporeuses, auxquelles il ordonnait des pilules *anti-spasmodiques*, qui n'étaient autre chose que de la mie de pain dorée. Comme il leur recommandait de prendre ce remède en très-petite quantité et avec prudence, à cause de son activité, il n'était pas rare de voir quelques-unes des languissantes beautés qui en faisaient usage, prier le docteur d'en modérer l'énergie, parce qu'elles étaient trop purgées. Si ce n'est pas là se moquer...

Le Comte.—Mais, M. Montfort, il me semble que vous appréciez mal la conduite de ce médecin ; par cette formule déguisée, il trompait utilement des malades imaginaires. Comme les moyens pharmaceutiques seraient impuissans et souvent nuisibles dans ces sortes d'affections, le praticien instruit et spirituel est obligé d'exercer la médecine morale et de tromper, bien innocemment sans doute, l'imagination de ses malades, c'est le cas de dire : *qui vult decipi, decipiatur.*

Montfort.—Vous me rappelez une histoire dont j'ai été témoin pendant que mon régiment tenait garnison à Dijon, en 1816. Un jour de marché, en flanant sur la place publique, nous fûmes attirés par la bruyante musique d'un charlatan doré sur tranche et habillé de rouge comme un anglais, un suisse ou un valet de Louis-Philippe. Nous *suivîmes le monde* et nous entendîmes la blague la

mieux conditionnée qu'il soit possible de rencon !
trer en plein vent. Je crois vraiment que c'était
quelque échappé de séminaire, car il parlait latin
comme un livre, et citait à tous momens l'Écriture
sainte, à sa manière pourtant, comme vous allez le
voir. Après avoir expliqué longuement comment
et pourquoi il s'était dévoué au soulagement de
l'humanité souffrante, après avoir frappé l'esprit de
ses auditeurs par les images les plus brillantes, les
métaphores les plus hardies, il s'adressa aux natures
souffreteuses qui l'entouraient : O vous, s'écria-t-il,
ô vous tous qui êtes accablés sous le poids des infirmités et des douleurs, venez à moi et je vous gué-
rirai, VENITE *ad me omnes qui... et ego decipiam
vos.*

LE CURÉ.—Vous vous trompez, M. le Maire, ce
n'est pas *decipiam* qu'il y a dans le texte, mais *re-
ficiam*, je vous soulagerai.

MONTFORT.—Cela peut être, M. le Curé, il y a
tout ce que vous voudrez, car je ne suis pas en mesure de contester avec vous sur ce point ; mais qu'il
y ait dans votre texte tout ce qu'il vous plaira, mon
orateur dijonais disait très bien *decipiam vos*, en
d'autres termes : venez à moi et je vous tromperai.
Celui-là, vous en conviendrez, avait le mérite d'une
franchise bien rare. Il savait bien pourtant que les
badauds qui entouraient ses équipages et qui l'écou-
taient bouche béante, n'entendaient pas le latin, et

s'il apercevait dans la foule quelqu'un qui parût
le comprendre, il le regardait avec un air d'intelligence et semblait lui dire : les sots sont ici bas pour
nos menus plaisirs. Ce qui m'amusa surtout, ce fut
une bande joyeuse de malins écoliers qui riaient à
gorge déployée de la bêtise des Bourguignons qui
sel aissaient prendre aux belles paroles de l'homme
rouge.

Le Comte.—Attendez, M. le Maire, je vois que
vous attribuez à la médecine les travers de ceux
qui l'exercent : nous finirons par être d'accord, je
pense, il suffit de bien poser la question. Vous m'ac-
corderez que la médecine, non celle qu'exercent les
empiriques, les charlatans, les apothicaires, les sa-
ges-femmes, les herboristes ; mais la science médicale fondée sur l'observation et l'expérience, éclairée des lumières de l'anatomie, de la physiologie,
de la physique, de la chimie et de l'histoire naturelle, est une science très utile, indispensable
même, surtout aujourd'hui que les besoins du luxe
et les raffinemens de la vie sociale sont portés aux
plus hauts degrés. Descartes disait que l'ame dé-
pendait tellement du tempérament et de la disposition des organes du corps, que, si l'on pouvait trouver un moyen d'augmenter sa pénétration, ce serait
dans la médecine qu'il faudrait le chercher. Cette
pensée, dit un auteur, est d'un observateur profond
qui avait bien saisi les rapports qui existent entre

le physique et le moral de l'homme. Vous conviendrez enfin qu'il est une foule de maladies ordinairement mortelles, et que la médecine guérit sûrement. Seulement, vous pensez avec nous que parmi les médecins il se trouve des charlatans qui, loin d'être utiles à l'espèce humaine, compromettent souvent leurs plus chers intérêts ; n'est-ce pas, M. le Maire ?

MONTFORT. — J'ajouterai seulement qu'à la rigueur on pourrait se passer des uns et des autres. Il y a des sauvages qui n'ont jamais entendu parler de médecins ni de médecine ; et les Romains eux-mêmes s'en sont bien passés pendant plus de cinq cents ans : comment faisaient-ils quand ils avaient des fièvres pernicieuses, des fluxions de poitrine, des fièvres cérébrales, etc. ?

LE COMTE. — Je vous répondrai avec Voltaire : ils mouraient. Vous êtes trop juste, M. le Maire, pour ne pas reconnaître les services immenses que la médecine a rendus et rend encore tous les jours à la société. Je conviens avec vous qu'il y a de mauvais médecins comme il y a de mauvais avocats, de mauvais philosophes, de mauvais musiciens ; mais il ne faut pas s'en prendre à ces diverses sciences ; elles sont bonnes en elles-mêmes ; mais elles sont mal appliquées. Je sais que la médecine a son côté faible ; mais quelle est la science humaine qui n'a pas le sien ? il n'y en a aucune.

Ce que je me plais à condamner avec vous, ce sont ces vils médicastres, ces charlatans éhontés qui exploitent la crédulité publique, et avilissent la noble profession de médecin par une cupidité sordide qu'ils masquent sous les beaux noms de *bienfaisance et d'humanité*. Ces hommes qui joignent à la soif de l'or et au désir de la célébrité l'ignorance la plus complète des sciences médicales , sont dignes du plus profond mépris. Mais il est des médecins qui savent allier les vertus morales, le désintéressement , la charité, la piété en un mot, avec les connaissances les plus vastes et les plus solides. Certes, j'en connais qui font l'agrément des sociétés, l'honneur de leur siècle et le bonheur des contrées qu'ils habitent.

Le Curé. — Malheureusement c'est le petit nombre.

Montfort. — C'est vrai ; mais il faut pourtant convenir qu'il y a de bons médecins : ce qui est bien déplorable, c'est que nos villes et nos campagnes soient assaillies par une fourmillière de charlatans, tous plus ignorans les uns que les autres. Et par charlatan , je n'entends pas seulement ces hommes à tréteaux qui viennent *monter ménage* sur nos places publiques ; mais aussi ces médicastres ignobles qui font d'immenses fortunes en vendant à prix d'or des remèdes qui ne leur coûtent presque rien, et dont ils font des dépôts dans toutes les villes.

Quant aux premiers, on m'a raconté une histoire assez amusante arrivée à Laigle (1), cette année. Un petit officier de santé qui végétait dans une campagne près de Paris, s'apercevant qu'on n'est pas prophète dans son pays, résolut de voyager. Il s'associe donc un virtuose à voix flexible, car ces messieurs font autre chose que de *médeciner*, ils savent égayer l'art sérieux d'Esculape par la joyeuse harmonie du dieu Pan ; il arrive à la ville traîné par un leste équipage, se qualifie docteur en médecine, académicien, etc., et annonce qu'il possède un spécifique merveilleux, dont une longue pratique lui a révélé les propriétés. C'est une eau sans pareille qui guérit toutes les maladies. Il étale sur une table deux cents pièces de cinq francs qu'il a soin de montrer et de remuer, en disant que ce n'est pas du tout par intérêt qu'il exerce l'art difficile de la médecine, mais par dévouement à l'humanité souffrante. Cependant, il prévient ses auditeurs qu'il ne possède plus que cent cinquante doses de l'eau merveilleuse qu'il vendait dix francs la bouteille, et qu'une fois ce nombre épuisé, la même bouteille se paierait trente francs, vu qu'il serait obligé d'en faire venir de l'étranger. Tout le monde alors, d'accourir en foule acheter l'eau sans pareille tandis qu'elle ne se vendait encore que dix francs ; ce n'é-

______

(1) Petite ville très commerçante dans le département de l'Orne.

tait pas cher , elle guérissait toutes les maladies : dans l'espace de cinq jours il en débita pour trois mille francs. Déjà un grand nombre de malades se trouvaient bien mieux, disaient-ils, depuis qu'ils faisaient usage de la petite bouteille, lorsque tout-à-coup l'autorité locale, mauvaise tête, se fâche et empoigne le docteur , parce qu'on avait découvert que l'eau merveilleuse était tout bonnement de l'eau de coquelicot, comme il l'a avoué lui-même au tribunal : à la vérité c'est un remède bien innocent... Eh bien, le peuple est tellement facile à séduire, que cette leçon ne le corrigera pas.

Le Curé. — Il en serait revenu un autre huit jours après, il aurait fait tout autant de dupes : quand on veut guérir, tous les moyens paraissent bons.

Montfort. — Ce qu'il y a de sûr, c'est qu'à Mortagne, qui n'est éloigné de Laigle que de sept lieues, et où l'affaire a été jugée, un soi-disant Polonais y a débité un autre *spécifique* qui, comme vous allez le voir, était plus actif que l'eau de coquelicot. Appelé auprès d'un jeune homme attaqué de la poitrine, il lui fit prendre en une seule fois pour la bagatelle de cent francs de ses drogues , en lui disant : « Si vous allez jusqu'à vendredi, vous êtes sauvé (c'était le mercredi). » Malheureusement il n'alla pas jusque-là ; il mourut la nuit même. La justice s'empara du Polonais, le mit à l'ombre, et lui fit son procès. Je ne conçois pas comment on reçoit dans nos villes de pareils jongleurs. Le peuple, cent fois la dupe de leurs prétendus spécifiques, se laisse toujours prendre à leurs belles paroles : ils ont la langue si bien pendue ! Les vieilles femmes surtout ne manquent jamais de donner dans le panneau ; seraient-ce les inepties les plus crûes et les plus révoltantes, n'importe, tout passe ; un monsieur si bizarrement habillé et qui parle une langue presque inintelligible doit être bien savant ; et puis il vient de la Pologne ou de l'Italie....

LE COMTE. — Il en est d'autres qui, pour ne pas *monter ménage* sur les places publiques, comme dit M. Montfort, n'en sont pas moins des charlatans, à la vérité d'un ordre plus élevé ; ils usent dix paires de souliers ou trois ou quatre chevaux par an ; toujours haletans, essoufflés, très pressés, babillant, citant leurs cures miraculeuses aux paysans qui en sont tout ébahis, se glorifiant de traiter M. le duc, madame la marquise, qui fabriquent une longue liste des visites qu'ils doivent faire dans le jour, et qu'ils ont soin de perdre, qui se font aider à monter à cheval, parce qu'ils sont exténués de fatigue, qui se font demander au spectacle où ils ne sont pas, pour aller bien vite chez une marquise qu'on ne connaît point, qui s'arrêtent à chaque instant pour prendre une prise dans une allée, et faire croire qu'ils sont chez un malade.

Cadet de Gassicourt raconte aussi que, quand on dînait plusieurs fois avec un certain médecin dans différentes maisons, on voyait son domestique accourir au dessert, lui parler à l'oreille ou lui remettre un billet. Le docteur se levait avec empressement : Pardon, disait-il, mille pardons, mais le cas est urgent… O le maudit état qui me prive toujours d'être avec les personnes que j'aime le mieux. Il s'esquivait à ces mots, bien persuadé qu'on allait parler de son mérite, et il courait chez lui prendre son café, car nul malade ne l'attendait.

D'autres, continue le même auteur, font de la médecine un roman orné de toutes les fleurs de rhétorique, de toutes les fictions mythologiques; c'est aux femmes surtout qu'ils s'adressent, et ils leur parlent de leur santé, comme le docteur petit-maître dans le *cercle* de Poinsinet; leur style erotico-scientifique les charme ; elles ne le comprennent pas, mais elles en raffolent, et leurs livres sont sur toutes les toilettes. D'autres enfin ne prescrivent que des remèdes extraordinaires, violens, rares et chers. Ils ont soin de les faire venir de l'étranger; car ils savent que ce qui vient de loin paraît meilleur aux Français. Comment ne pas croire à l'efficacité d'un médicament qu'on est obligé d'aller chercher dans une autre partie du monde? Comment adoucir un catarrhe pulmonaire sans le miel vert de l'Inde ou l'*hockiac* des Chinois ? Comment rétablir un estomac délabré sans les élixirs anglais, suédois ou italiens ? Comment guérir un cancer sans avoir des *anolys*, petits lézards d'Amérique ? Comment calmer les douleurs de la rate sans porter en amulette le jade vert du fleuve des Amazones ?

Il y en a aussi qui font provenir toutes les maladies de la *dégénérescence* du sang, et alors aucune ne pourra être radicalement guérie que par un *baume régénérateur* du sang. Ici ce sont les glaires qui causent toutes les souffrances, un toni-purgatif les dissipe toutes ; là c'est à la corruption des humeurs qu'on les attribue, une purgation active et long-temps continuée est le seul remède curatif. Les charlatans sont tellement multipliés et différens qu'on pourrait les classer à la manière linnéenne : en faire des ordres, des genres et des espèces ; chacun exploite la crédulité du public sous une forme plus ou moins captieuse. Mais ceux qui ont toujours le mieux réussi sont ceux qui ont attribué toutes les maladies aux humeurs dépravées. Le peuple leur accorde sa confiance d'autant plus facilement qu'il a lui-même cette croyance erronée. Cependant s'il voulait réfléchir, il est un caractère auquel on reconnaît toujours les charlatans, c'est qu'ils ne doutent jamais de rien, et promettent sans cesse ce qu'ils ne peuvent pas tenir, quoiqu'ils aient la conscience de leur ignorance et de leur incapacité. Le vrai médecin au contraire n'est jamais aussi confiant, il ne promet rien, il doute, car il sent les difficultés, il examine, et souvent réussit. Il faut toujours se défier des prôneurs de spécifiques et des vendeurs de remèdes secrets, ou qui n'en ont qu'un pour toutes les maladies, ce sont de vrais charlatans. Le public se laisse facilement séduire par le récit des faits de guérisons obtenues par ces prétendus spécifiques ; et il ne fait pas attention qu'on lui cache les nombreuses victimes qui ont payé de leur vie leur aveugle crédulité. Sans doute ces sortes de remèdes guérissent quelquefois, car il est certaines maladies dans lesquelles ils peuvent convenir; mais il en est une foule d'autres où ils sont et doivent être nécessairement mortels.

MONTFORT. — Vous ne nous parlez pas, M. le Comte, de ces vieux grippe-sous qui prétendent connaître toutes les maladies à la seule inspection de l'urine. Le peuple des campagnes a beaucoup plus de confiance en ces vils médicastres, qui, pour la plupart, ne sont pas même officiers de santé, que dans tous les docteurs du monde.

LE CURÉ. — Je ne conçois pas une pareille bonhomie.

LE COMTE. — Quand il s'agit de la santé ou de la fortune, il n'est point d'erreur, si révoltante qu'elle soit, qu'on ne puisse faire accueillir. On donnera plutôt sa confiance à ces mercenaires à la fois bizarres et ignorans qu'à un honnête praticien recommandable par sa longue expérience et ses hautes connaissances médicales ; voici pourquoi : l'orgueil, fils de l'ignorance, emploie toutes les ruses imaginables pour étonner la multitude et s'en faire admirer ; tandis que le vrai savoir aime à se cacher : il n'y a que le petit nombre de connaisseurs qui sachent apprécier l'un et l'autre.

MONTFORT. — J'en ai connu un entre autres qui n'avait pas plus étudié de médecine que moi, et qui a fait une fortune considérable à l'aide de cette divination. On venait de tous côtés implorer ses lumières, et Dieu sait comme il avait la vue perçante ! Une vieille servante, dressée à son manége, préparait à la cuisine les scènes du cabinet. Quand il se présentait un paysan qui demandait avec instance à parler à M. le médecin, la vieille *dondon* avait soin de répondre que c'était impossible pour le moment, que M. était très occupé, mais que s'il voulait attendre, elle l'introduirait aussitôt qu'il aurait terminé sa sérieuse occupation. Tout en tripotant sa cuisine, et sans avoir l'air d'y attacher beaucoup d'importance, elle questionnait adroitement le villageois sur sa famille et sur mille petites choses insignifiantes en soi, et finissait par tirer au pauvre manant que sa femme, déjà bien avancée en âge, a beaucoup de mal à une jambe, à la suite d'une brûlure. La sensible servante, touchée de ce récit, ne manquait pas de monter aussitôt, et de prier Monsieur de tout laisser pour entendre ce brave homme. Le rusé matois, mis au courant par sa servante, faisait entrer le paysan. Il était affublé d'un gros bonnet fourré, enveloppé d'un ample manteau, assis majestueusement sur un large fauteuil, un énorme coussin sous chaque jambe et entouré d'une cinquantaine de vieux bouquins et de plusieurs instrumens de chirurgie et de chimie (qui n'avaient jamais servi, bien entendu). Quand le pauvre diable de paysan entrait là-dedans, il était tellement ébahi à l'aspect de ce bizarre attirail qu'il osait à peine aborder l'imposant personnage. Celui-ci prenait gravement la fiole d'urine, et après en avoir répandu trois gouttes par terre, portant alternativement les yeux dans un gros bouquin et sur la bouteille : Voilà, disait-il, de l'urine d'une femme.... qui n'est pas jeune.... on lui a renversé de l'eau bouillante sur la jambe... c'est la deuxième fois qu'elle est brûlée.... à la même jambe.... elle est très-agitée dans son lit....—Ah! Monsieur, reprend le paysan, elle souffre martyre. — Je le vois bien ; il y a trois jours qu'elle n'a dormi.... Ecoutez, brave homme, voici un pot d'onguent qui la guérira ; mais il faut de la patience. Le paysan s'en allait tout émerveillé de voir que le savant médecin avait si bien deviné la maladie de sa femme.

Le Curé. — Comment est-il possible qu'on exerce encore impunément en France de pareilles escroqueries!

Le Comte. — Mais je pourrais vous en citer un qui était aveugle et qui, malgré sa cécité, devinait parfaitement les maladies; son tact subtil et la dégustation lui suffisaient. Il a transmis son talent merveilleux à un de ses parens qui n'a pu se défendre de cette honteuse pratique. Ce dernier est d'autant plus répréhensible, qu'il n'est pas sans connaissances en médecine : mais *auri sacra fames !* Il n'est pas de ruses que l'on n'emploie pour attraper l'argent du peuple trop crédule des campagnes ; heureux quand il ne paie pas de sa vie!

Montfort. — Bah, il faut bien qu'il en meure ; s'il en était autrement, M. le Curé n'en serait pas plus joyeux ; s'il ne faisait plus d'enterrement, cela ne ferait pas bouillir la marmite.

Le Curé. — Merci, M. le Maire, de votre charité...

Le Comte. — On sonne, c'est sans doute M. Purgoni...

Montfort. — Il nous avait bien dit qu'il ne serait pas long-temps, il a de la parole quoique médecin. (A Purgoni entrant :) Nous avons beaucoup parlé de vos confrères, docteur, je regrette...

Purgoni. — Que voulez-vous, je ne puis être partout...

Le Curé. — Et votre nouveau malade, où en est-il?

Purgoni. Il est mal, très mal. Il est atteint d'une fièvre cérébrale des plus graves, et si je le sauve, comme je l'espère, il pourra se vanter d'en avoir échappé d'une belle; il y a déjà délire...

Le Comte. La fièvre cérébrale est un cas de très haute pratique, et l'art échoue souvent dans le traitement de cette maladie. Un praticien consommé m'a assuré qu'il avait vu guérir très peu de fièvres cérébrales bien caractérisées.

Purgoni. — Cependant j'en ai guéri un assez bon nombre et assez graves, n'est-ce pas, M. le Curé; tout dépend du traitement, voyez-vous.

Le Curé. — Assurément vous avez sauvé plusieurs malades que je regardais comme perdus, par exemple, le fermier de la basse-cour et sa servante.

Le Comte. Étaient-ils bien atteints d'une fièvre cérébrale? car on ne parle aujourd'hui que de fièvre cérébrale, de gastrite, de gastro-entérite, de fièvre typhoïde, etc. Je ne sais trop si l'on ne fait pas d'un pygmée un géant.

Montfort. — Qu'est-ce donc, Docteur, qu'une fièvre cérébrale! A chaque instant on entend dire, M. un tel est atteint d'une fièvre cérébrale, Madame une telle vient de mourir d'une fièvre cérébrale. Je voudrais savoir en quoi elle consiste, afin de m'y reconnaître si je venais à en être atta-qué.

Purgoni. — La fièvre cérébrale est une affection pathologique des méningés encéphaliques.

Montfort. — Diable! où avez-vous donc pris ces grands mots baroques? Est-ce que par hasard vous auriez voyagé sur les bords du Don; docteur, pourriez-vous nous dire cela en français, s'il vous plaît?

Purgoni. — Très-volontiers. Eh bien, on entend par fièvre cérébrale, une *fluxion humorale* soit dans le système lymphatique de l'arachnoïde, soit dans le parenchyme de l'une ou l'autre hémisphère de l'encéphale.

Montfort. — A la bonne heure, cette fois-ci au moins je n'en comprends pas un mot.

Le Comte. — Si vous le permettez, je tâcherai de vous expliquer cette maladie en vous exposant ses principaux symptômes; car dans l'état actuel de la science, il n'est pas facile d'en donner une défi-nition exacte. Voici cependant les principaux ca-ractères auxquels on pourra la reconnaître dans le principe.

On peut dire en général que c'est une variété de la fièvre dite ataxique ou maligne, accompagnée d'une très forte congestion cérébrale, divers symp-tômes d'inflammation du cerveau ou de ses mem-

branes et d'une excitation nerveuse très-intense ;
la figure est rouge ; il y a somnolence ou assoupisse-
ment continuel ; stupeur, trouble intellectuel ou
délire, grand mal de tête, les yeux très rouges et
extrêmement sensibles et plusieurs autres symptômes de la fièvre ataxique. Il est très probable que
le plus souvent cette maladie n'est qu'une phleg-
masie du cerveau ou de ses méninges.

Le Curé. — Merci, M. le Comte, mais peu importe la définition des maladies, puisque l'on prétend maintenant qu'elles sont toutes produites par
une cause unique ; ce qu'il y a d'essentiel à savoir,
c'est le remède à cette cause.

Purgoni. — Tous les médecins ont recours à la
saignée, aux sangsues, vrais moyens assassins, au
mercure, au quinquina, aux bains chauds ou froids,
selon la *température* des maladies, aux eaux miné-
rales, à des *spécifiques*, à la diète, et comme dit
M. Leroy : « La manie de rechercher des remèdes
attaque depuis long-temps les esprits, et elle n'est
pas encore prête à se calmer. On a cru à certaine
époque les végétaux et même les minéraux trop
pauvres pour en fournir en raison du besoin. La
curiorité s'est portée sur les animaux ; veuillez bien
nous passer les termes dont nous sommes obligés
de nous servir, jusqu'à leurs excrémens, tout a été
analysé et mis à profit. Par exemple, la fiente de
brebis contre la jaunisse ; celle du cheval contre la

pleurésie et la colique; la fiente de porc prise intérieurement pour arrêter les hémorrhagies; le scar-
bot-fouille-merde contre la goutte et la pierre; les
hérissons en décoction contre le pissement involon-
taire; la fécalité humaine contre l'esquinancie, les
fièvres, la goutte; les poux avalés au nombre de
cinq ou six ; la fiente de vache, etc., etc. Enfin, mille
autres sottises de cette force ont été données et
reçues pour des découvertes précieuses (chap. 5°).
Quand je vois des choses comme cela..... je ne....

MONTFORT. — Il paraît que la moutarde vous
monte au nez, M. le Docteur. Dites-moi, est-ce
que toutes ces belles décoctions aromatiques sont
de votre façon? Il faut convenir que cela n'est pas
très-propre dans la bouche d'un docteur, vous devriez respecter...

PURGONI. — M. Leroy, qui a fait cet exposé,
comme je vous l'ai déjà dit, a eu en vue de ridiculiser vos médecins. On ne peut que le louer du zèle
qu'il met à dévoiler la turpitude de la médecine ordinaire.

LE COMTE. — Que ce soit M. Leroy ou un autre, peu importe; mais il serait à souhaiter que
l'auteur de ce tableau, à la fois dégoûtant et en dehors des convenances, parlât plus exactement et
n'attribuât pas à la médecine ou au corps des médecins les travers de quelques membres. Il a vu
sans doute que le *bonhomme* Mathiole employait

ces sortes de matières il y a trois ou quatre cents ans ; il aurait dû rapporter cela comme un fait personnel, particulier, et ne pas faire entendre que tous les médecins en usent ainsi : ce qui est une fausseté.

Purgoni. — Vous avez raison, M. le Comte, il a parlé trop généralement. Pour en revenir à ce que nous disions, le grand mal est que dans le traitement des maladies, on ne commence pas par rechercher *la cause* qui les produit, car quand on la connaît, on ne s'amuse pas à tâtonner et à faire des expériences aux dépens des pauvres malades, on frappe à coup sûr, on frappe hardiment, et le succès...

Montfort.—Vous frappez si hardiment et si fort, que vous culbutez quelquefois vos malades du premier coup.

Le Comte.—Quand on connaît la cause prochaine d'une maladie, et que d'ailleurs on a des données suffisantes sur la constitution et le tempérament du sujet, on conçoit qu'il n'est pas besoin de *tâtonner* sur le fond du traitement ; mais il faut l'avouer de bonne foi, dans l'état actuel de la science, le plus souvent on ne peut que présumer les différentes causes des maladies : la médecine, comme toutes les autres sciences humaines, aura toujours des mystères pour nous.

Le Curé.—Je suis enchanté, Messieurs, que

cette question se trouve sur le tapis, elle m'intéresse singulièrement.

Montfort.—Je l'ai toujours dit, M. Bonnefoi a manqué sa vocation : il ne voit que médecine, il n'aime que médecine, à l'ordinaire il est entouré de vieux bouquins de médecine, il ne veut parler que de médecine ; eh bien, soit, parlons de médecine, puisque la médecine est de mode.

Le Comte.—Il n'est point de science plus belle, qui touche l'homme de plus près, et qui, par là même, soit plus digne de nos études et de nos occupations ; pour moi, j'en fais mes délices.

Purgoni.—En effet, la médecine a quelque chose de vraiment divin. « Mais ne pourrait-on point dire dans l'intérêt de la vérité, et sans blesser les convenances, que le nombre des médecins ayant considérablement augmenté depuis un certain temps, il a fallu compliquer, embrouiller la médecine, lui ôter tout ce qu'elle avait de simple, de positif, de naturel, et multiplier les systèmes pour qu'il y eût de l'occupation pour tous ! Plus elle sera obstruée ou enveloppée de ténèbres, plus il s'établira de médecins. » (Chap. 9.) Pourquoi se plaît-on à la compliquer de mille difficultés? Je le devine : c'est pour empêcher le peuple de s'y reconnaître et rehausser par ce moyen la gloire de ceux qui l'ont étudiée. Pour moi, j'ai suivi pendant dix-huit mois les cours de la faculté de Florence, et je ne savais rien en sortant de l'école.

Montfort.—Allons donc, Docteur, vous faites le modeste.

Purgoni. — Non, parole d'honneur, je ne savais rien, parce que dans les cours on vous forge des difficultés là où il n'y en a point. Heureusement je renonçai à toutes les facultés, car je n'y aurais appris, comme tous les médecins, que de vains systèmes, et toute ma vie j'aurais ignoré le *grand principe*, sans la connaissance duquel on ne peut employer de traitement curatif. Amené en France par l'espoir d'y acquérir plus de science médicale, je tombai par hasard sur un ouvrage qui, en simplifiant mes études, me donna des notions claires et positives sur la médecine : dans un mois, je fus en état d'exercer, et, sans vanité, ma clientelle en vaut bien une autre. Oui, grâce au célèbre chirurgien-consultant de Chante-Coq, j'ai des connaissances exactes sur la *cause* des maladies, connaissances qui sont la clé de la médecine, et qu'on n'acquiert point dans vos savantes facultés.

Le Comte.—Comment, M. Purgoni, vous seriez partisan de la médecine curative !

Purgoni. — Oui, M. le Comte, et je m'en fais honneur.

Montfort. — Oh, vraiment, M. le Comte, par pitié pour l'espèce humaine, vous devriez convertir

M. Purgoni et lui faire abandonner ses sempiternels purgatifs. Il est bon enfant d'ailleurs, mais je ne puis lui pardonner de suivre une pareille méthode, si toutefois on peut appeler méthode des contes à dormir debout. Je ne conçois pas comment un médecin a donné dans le panneau aussi bien que le peuple qui sait à peine lire. Pour moi, je vous assure que je ne suis pas la dupe de ces spécifiques qui guérissent toutes les maladies; j'en ai tant vu dans tous les pays!

Le Curé. — Cependant l'ouvrage de M. Leroy est resté sans réplique, personne n'a osé...

Montfort. — Oh! c'est par trop fort; tous les journaux n'ont retenti pendant long-temps que de clameurs soulevées par les inepties de votre Leroy; et si on ne lui a pas accordé les honneurs d'une réfutation en forme, ce que je ne sais pas, c'est que probablement on ne l'en a pas jugé digne.

Le Comte. — Si ce qu'on m'en a dit est vrai, je pense qu'aucun médecin ne se donnera la peine de le réfuter; son système est tout-à-fait en dehors des principes de la vraie médecine : le temps en fera justice.

Purgoni. — On a beau le traiter de charlatan, de prôneur de spécifique et de panacée universelle, les injures coûtent toujours moins que de bonnes raisons. Malgré tout ce que la jalousie a inventé contre lui, sa méthode brave les sarcasmes et règne partout où le préjugé ne l'a point devancée. Je la suis de point en point, je n'en fais pas un mystère, et je ne crains point de dire que le succès justifie journellement son efficacité. Je suis sûr que si M. le comte l'avait lue, il l'apprécierait d'autant mieux qu'il est exempt du préjugé que fait naître la jalousie de métier.

LE CURÉ.—Je ne suis pas médecin, mais je vous assure que la médecine de M. Leroy m'a réussi plus d'une fois.

MONTFORT.—Comptez-vous parmi vos prouesses médicales l'expédition de la femme de votre sacristain?

PURGONI.—Attendez, M. le Maire, ce n'était pas la faute de M. le Curé; on ne m'appela, il est vrai, que peu de temps avant la mort; mais j'y aurais été dès le commencement, le résultat eût été le même : M. le Comte, je vais vous raconter l'affaire...

MONTFORT.—Oui, et vous allez voir que M. le Curé ne laisse pas souffrir long-temps ses malades.

PURGONI.—La femme ***, âgée de trente-sept ans, tempérament bilieux, fut prise d'un mal de dents insupportable. Pendant une angoisse atroce, elle court chez M. le Curé chercher un peu d'encens pour l'appliquer sur une dent. M. le Curé, guidé par un zèle charitable, s'empresse de lui en donner...

LE CURÉ. — Pardon, je ne le voulais pas; car je

vous avais souvent entendu dire que ce remède ne valait rien.

Purgoni. — Ah! c'est vrai; mais comme la femme *** insista fortement, M. le Curé fut obligé de céder...

Montfort. — Les femmes sont si entêtées!

Purgoni. — Toutefois il lui recommanda de revenir si le mal ne se dissipait pas. Et en effet, comme il augmentait encore, elle revint trouver M. le Curé, qui lui conseilla de prendre la médecine de M. Leroy, et de se purger fortement, ce qui était très-rationnel, car son mal était causé par des humeurs gâtées qui s'étaient portées sur le nerf dentaire. Dès le soir, elle commença le traitement, et après une trentaines d'évacuations âcres et mordicantes, le mal de dents disparut. Mais, soit qu'elle ait été saisie par le froid en allant à la garde-robe, soit qu'elle ne se soit pas assez purgée, ce qui est très probable, il se déclara une fièvre assez forte. La *sérosité âcre*, amenée de la tête dans l'estomac et les intestins, alluma une soif excessive ; la malade ressentait une chaleur âcre, brûlante dans l'estomac, le ventre, enfin dans tout le trajet intestinal ; preuve incontestable qu'il y avait encore des humeurs à évacuer. Mais on n'osait recommencer les purgations, parce qu'elle était un peu affaiblie. Ce fut à ce moment que M. le Curé me fit appeler. J'ordonnai de suite le vomi-purgatif, selon la méthode prescrite, et on obtint encore une vingtaine d'évacuations peu abondantes, il est vrai, mais excessivement mordicantes à leur sortie. Mais comme assurément elle avait le sang gâté, les symptômes persistèrent, le délire survint, et le lendemain elle mourut.

MONTFORT. — Ajoutez : Et le lendemain M. Bonnefoi alla à confesse.

LE CURÉ.— A vous dire vrai, ce résultat fâcheux me frappa singulièrement. J'avais employé plusieurs fois le vomi-purgatif avec un succès constant en pareil cas, jamais il n'en était résulté aucun accident ; et encore vous voyez que le Docteur assure qu'il n'y avait réellement pas de ma faute, puisque la malade avait le sang gâté, ce qui est sans remède, comme dit M. Leroy.

MONTFORT. —D'ailleurs il y a plusieurs années que la chose est arrivée, et, comme on dit, il ne faut plus parler des vieilles dettes et des vieux péchés.

LE CURÉ. — Vous racontez bien mes défaites ; mais vous ne parlez pas de mes victoires ; cependant vous ne nierez pas que j'ai réussi plus d'une fois : il n'est si bon cheval qui ne bronche.

MONTFORT. — Toujours est-il que la bonne femme est dans le trou. Au lieu de se gorger de vos purgatifs, si elle avait fait extraire sa dent, elle ne serait pas à garder vos poules.

PURGONI. — Mais puisqu'elle avait le sang gâté, vous dit-on.

Montfort. — Moi, je crois qu'elle n'avait que la dent gâtée ; car elle se portait bien d'ailleurs.

Le Comte. — Quoi qu'il en soit, la médecine de M. Leroy me paraît un peu violente, pour ne pas dire dangereuse. Et je ne conçois pas comment un homme d'esprit comme M. le Curé, administre des purgatifs pour guérir une dent cariée. Avouez-le, M. le Curé, vous avez prêté le flanc aux pointes de M. le Maire. Si vous aviez fait attention que les maux de dents sont occasionnés par les nerfs, le sang ou la dénudation du nerf dentaire, qui, dans la carie, se trouve en contact avec l'air, vous auriez senti de suite que les purgatifs ne sont nullement indiqués, et qu'il faut recourir à des moyens locaux, comme les calmans, l'évacuation sanguine à la gencive, ou l'extraction de la dent, selon la nature de la douleur.

Purgoni. — Si M. le Comte, profondément versé dans les sciences naturelles, voulait se donner la peine d'examiner la méthode de M. Leroy, je réponds qu'il changerait bientôt de manière de voir.

Le Curé. — Eh bien, M. le Comte, si vous voulez, je vous la procurerai, car je désire sincèrement connaître votre sentiment sur cette nouvelle doctrine.

Le Comte. — Je n'ai rien à vous refuser, mon cher Curé ; je consens à la passer en revue et à vous dire franchement ce que j'en pense.

Le Curé. — Dès demain matin Louis vous la remettra.

Montfort. — S'il l'apporte seul, il aura bien gagné un verre de vin ; la médecine curative consiste en un petit volume d'environ trente pouces de hauteur, sur à peu près vingt de largeur et dix d'épaisseur : c'est lourd une brochure de cette taille !

Le Comte. — Oh ! certes, il y a en a pour une année à lire.

Le Curé. — Ne vous effrayez pas, M. le Comte ; notre magistrat est fort sur les hyperboles : la médecine curative va à peine à douze cents pages in-4°.

Purgoni. — Et encore on peut la connaître à fond sans la lire en entier ; tous les faits et les arrêts.....

Le Comte. — A la bonne heure.

Montfort. — En effet, je n'en ai pas lu une ligne, et je sais très-bien en quoi elle consiste ; M. Leroy prétend que toutes les maladies sont causées par des humeurs gâtées, et alors on purge dans tous les cas. Avez-vous mal à la tête, à l'épine dorsale, à la poitrine, à la jambe, à la main, à l'orteil, au talon ? Purgez, évacuez encore ; c'est là tout le secret. Comme vous le voyez, M. le Comte, la médecine de Molière a été terriblement dépassée.

Purgoni. — Nous verrons ce qu'en pense M. le Comte.

Le Comte. — J'espère vous en parler pertinemment la prochaine fois.

Le Curé. — Oh! M. le Comte, que vous me faites plaisir ! Louis arrivera de grand matin. Messieurs, savez-vous qu'il est tard ! au revoir, M. le Comte.

DEUXIÈME ENTRETIEN.

LE COMTE. — Vous êtes bien aimable, M. le Maire, d'arriver avec ce joli petit volume sous le bras.

MONTFORT. — N'est-ce pas, M. le Comte, et je vous assure qu'il m'a plus fatigué que mon sac et ma clarinette de cinq pieds que je portais, quand jeune encore je m'enrôlai pour la gloire. Mais comme on m'accuse d'aimer la contradiction, j'ai voulu avoir mon livre sous les yeux afin de pouvoir vérifier les citations et les faits et ne parler qu'à bon escient. Du reste, je dois vous avertir que j'ai déjà rapidement parcouru tout cet énorme fatras, et qu'au besoin je vous indiquerai les passages que vous voudrez discuter.

LE COMTE. — Quoique je ne sois pas encore si avancé que vous, j'ai pourtant feuilleté toute la médecine curative, et pour entrer en matière, sans autre préambule, je vous dirai que j'ai été épouvanté du grand nombre de pièces de poésies répandues dans cet ouvrage et

> Ma foi ! je ne m'attendais guère
> A voir des vers en cette affaire.

Sans exagération, il y a assez de charades, de logo-
griphes, de chansons, d'odes, de dithyrambes et de
poèmes de toutes espèces pour remplir un fort gros
volume. C'est à peine si notre Lamartine en a autant. Le *Charivari*, le *Corsaire* et les autres journaux beaux esprits y trouveraient de quoi remplir
leur dernière colonne pendant une année toute
entière, s'il ne leur fallait que des rimes plates. Mais
ils demandent autre chose et ils ont grandement
raison. Or, à quoi servent, je vous prie, M. le
Docteur, à quoi servent ces poésies, si toutefois on
peut leur donner ce nom?

Le Curé. — Il me semble que nous nous éloi-
gnons étrangement du but pour lequel nous sommes
réunis. Nous n'avons pas, je crois, à examiner le
mérite littéraire et poétique de M. Leroy et de ses
correspondans, mais bien ses principes de médecine et sa méthode curative. Le reste pourra donner
occasion à quelques lazzis de M. le Maire, à quel
ques pointes d'esprit, et la question n'en sera pas
plus avancée. Laissons donc là, si vous m'en croyez,
les odes et les dithyrambes, les souhaits de bonne
année et les complimens de fête, dont je vous ferai
tout aussi bon marché que vous le jugerez convenable, et entrons en matière.

Le Comte. — Point du tout, M. le Curé, ce
n'est pas sans intention que j'ai commencé par l'examen de cette question : Pourquoi M. Leroy a-t-il

grossi son volume d'une foule de choses qui ne sont pas du tout en harmonie avec le titre de l'ouvrage qu'il donne au public ?

Lorsque j'ai à me décider sur le mérite d'un homme, je commence par m'informer de sa probité, et s'il me paraît malhonnête, c'est pour moi contre lui un préjugé dont je reviens difficilement. Je sais bien que malheureusement le talent et le génie même ne sont pas toujours accompagnés des vertus morales, mais il est de fait que cette absence des qualités qui rendent le commerce de la vie agréable et sûr, se trouve dans tous les misérables qui exploitent la crédulité publique et dont tout le savoir consiste dans l'effronterie. Ainsi, s'il m'est démontré qu'un auteur n'est pas probe, je me tiendrai en garde contre ses œuvres et je ne le croirai jamais sur parole.

Je vous laisse le soin d'appliquer ce principe à la question que j'ai soulevée. Si M. Leroy avait fait un ouvrage consciencieux dans lequel il n'aurait admis que les choses nécessaires à la démonstration et à l'explication de sa méthode, nous en aurions été quittes pour un très-petit in-12. Mais il n'aurait pas pu se vendre 20 francs, et l'univers ne saurait pas que le chirurgien-consultant est un génie flexible, passant habilement du plaisant au sévère, se servant avec la même facilité du purgatif et de la plume, guérissant ses malades à peu près comme il amuse ses lecteurs.

Montfort. — Je suis vraiment fâché, M. le Comte, que vous m'ayez volé tout ce que vous venez de nous dire. J'aurais été peut-être plus franc que vous, et il est possible que j'eüsse appelé les choses par leur nom, car vraiment j'ai été indigné après avoir parcouru cette dégoutante spéculation ; j'y cherchais de la raison et je n'y ai trouvé que du bavardage et des déclamations en style de cuisinière. C'était de la médecine que je voulais et de la médecine à l'usage de toutes les intelligences, et à la place de cela on me donne de pitoyable chansons, de sottes flagorneries, des épigrammes pointues comme une boule. Si ce n'est pas là voler l'argent, si ce n'est pas là du charlatanisme et du plus déhonté, je ne sais plus ce que parler veut dire. Il devrait y avoir dans nos lois des peines sévères contre les gens qui se moquent ainsi du public. Et si le volume n'était pas si gros, il y a des momens où je serais tenté de le faire réimprimer avec ce titre *Esprit de M. Leroy et de ses amis.*

Ce serait la seule réfutation digne de ces gens-là.

Encore si les vers de la médecine curative avaient le sens commun, s'ils ressemblaient un tant soit peu à de la poésie, on pourrait s'en amuser, mais...

Purgoni. — Si nous continuons sur ce ton, il

deviendra impossible de discuter, et j'abandonnerai
le terrain. Nous commençons à peine et nous voilà
déjà arrivés au paroxisme de la colère. M. le Maire
ne saurait contenir sa furie française et les injures
se précipitent en foule de sa bouche. Vous savez
bien pourtant qu'il faut du calme pour juger, et je
ne vois pas ce qu'on pourrait conclure contre la
médecine de M. Leroy, quand même il serait démontré qu'il est très-mauvais poète. Il n'est pas
donné à tout le monde de monter sur le Parnasse
et un de vos écrivains a dit, si je ne me trompe :

> C'est en vain qu'au Parnasse un téméraire auteur
> Pense de l'art des vers atteindre la hauteur,
> S'il ne sent point du ciel l'influence secrète,
> Si son astre en naissant ne l'a formé poète.

Je voudrais bien savoir si tous vos fameux ma-
thématiciens et astronomes seraient capables de faire
de très bons vers.

Le Comte. — Je pourrais vous en citer qui ne
les tournent pas trop mal. Mais ils ont au moins le
bon sens de ne pas s'exposer à la risée publique en
embouchant la trompette lyrique. C'est ce qu'aurait
dû faire votre maître, et il est fâcheux qu'il en ait
agi autrement. Car ou il a senti le ridicule et la sottise de ses vers ou non : dans le dernier cas, il faut
le supposer bien tristement organisé et d'une mé-
diocrité peu commune; dans le premier, nous serons forcés de conclure qu'il a spéculé honteuse-

ment sur l'ignorance de la plupart de ses lecteurs, et qu'il n'a pas craint de recourir aux plus ignobles moyens pour se faire une certaine clientèle. Je vous laisse à choisir entre ces deux suppositions. Toutefois, et j'insiste sur cette pensée, car elle me semble de la dernière importance, il ne peut rien arriver de plus triste à un médecin que d'être soupçonné d'improbité ou de charlatanisme (ces deux mots sont synonymes). Après le prêtre, le médecin est l'homme qui a le plus besoin de la considération publique pour exercer avec fruit ses fonctions.

MONTFORT. — J'avais noté plusieurs pièces de vers remarquables par leur élégance et leur facilité, pour les indiquer aux amateurs de la belle poésie. Mais afin de ne pas abuser de nos momens, je me contenterai de vous en lire quelques-unes, si pourtant la chose est possible. Car il y a certains vers qui roulent dans la bouche à peu près comme une branche de houx ; commençons par l'épigraphe du livre.

> Avec sa curative,
> On peut avoir son médecin chez soi ;
> Si la mort, si les maux vous sont en perspective,
> Son livre précieux calmera votre effroi.
> Meuble utile dans le ménage,
> Ce livre est encore spécial ;
> Utile à tous, comme à tout âge,
> Il procure et fournit le code médical.
> Des malades le bréviaire,
> On y trouve le médecin,

Le chirurgien, l'apothicaire,
La clé des guérisons, enfin.
Par lui, les sourds entendent,
Les boiteux marchent droit,
L'affirment, le prétendent,
Mais d'ailleurs, on le voit :
Et les sourds-muets parlent, se font comprendre,
Les aveugles ont revu clair,
Sur le paralytique a-t-on pu se méprendre ?
Non, les échos furent la terre et l'air....
Telle encor cette autre figure :
N'est, dit-on, de salut hors la religion ;
Interprète de la nature,
C'est la mort ou tous maux hors la purgation !....

Voilà certainement des vers qui ne seraient pas désavoués par Racine et qui iraient à merveille dans la bouche d'un Esquimau ; je voudrais seulement savoir quel est le sourd-muet guéri par le vomi-purgatif ; ce serait une cure remarquable, et je me propose bien d'examiner à loisir si M. Leroy cite quelque guérison de cette nature dans les faits qui remplissent son livre.

Vous trouverez la même fraîcheur d'idées, les mêmes tours heureux et la même naïveté d'orgueil dans les vers qui sont au-dessous des portraits de MM. Pelgas et Leroy.

Ce grand homme a saisi de nos maux l'origine ;
A tâtons, avant lui, marchait la médecine,
Seule, de tous les arts, elle était sans progrès ;
Pelgas de la nature arracha les secrets.
Les maux étaient sortis de la boîte à Pandore ;

Il les y fit rentrer, les y retient encore.
Son nom sera porté jusqu'aux lointains climats.
    Ce nom fera pâlir l'envie ;
    Et l'homme qu'il rend à la vie
En lui reconnaîtra le vainqueur du trépas.

De Paris aux confins de l'antique Morée,
  Des régions du nouveau continent
    Au sud brûlant, au froid hyperborée ;
    Jusques enfin aux rives du Ponant :
    Partout on voit à sa gloire opportuns,
      Les principes de sa doctrine
      Appliqués à la médecine.
      En bravant la haine des uns,
Par sa méthode, il fait le bien-être des autres,
Et dans tous les pays il a de vrais apôtres.

Je finirai par quelques vers qui se trouvent jetés au milieu des énormes colonnes de la page 832.

  La souffrance et la mort m'étaient en perspective,
    Mais grâce, et l'honneur à Leroy,
    Sa médecine curative
    A fait cesser mon grand effroi.

Un peu plus bas, quatre intéressantes demoiselles qui ne manquent pas d'aller voir et saluer chaque jour le beau portrait de M. Leroy, s'écrient dans leur enthousiasme.

    Vive Leroy dans le sang et la vie,
    Et l'expulser serait une folie....

Vous conviendrez que tout cela est fort gentil et

ressemble singulièrement aux complaintes qui sortent des presses de Pélerin, à Épinal.

M. LE COMTE. —Ce que vous venez de dire est fort vrai ; mais ce qui m'indispose le plus, c'est ce que vous appeliez tout-à-l'heure la naïveté de l'orgueil. Vraiment, il faut une audace sans pareille pour se poser en homme extraordinaire chargé de réformer tout ce qui a été fait avant soi, et pour déclarer qu'on a été envoyé pour enlever à la mort ses victimes. Hélas! je ne me suis pas aperçu que depuis l'apparition de cet astre bienfaisant et extraordinaire la somme de nos maux ait diminué, même parmi les partisans de la nouvelle méthode.

N'êtes-vous pas indigné, M. le Curé, lorsque vous voyez un homme parodier insolemment un magnifique passage de l'Évangile pour s'attribuer les prodiges que répandait sur ses pas le sublime réparateur de notre nature? Qui pourrait lire avec calme les ridicules éloges qu'il se donne à lui-même? Qui pourrait respirer sans dégoût l'encens que ses adorateurs brûlent devant lui, et dont il s'enivre si sottement? Oh! M. Leroy, le génie aime à se cacher, il fuit les acclamations d'une foule inconstante, et il se garde bien de se compromettre en répétant des éloges dont l'exagération le fait rougir. De bonne foi, M. le Docteur, votre maître n'a pas été adroit, et il montre trop le bout de l'oreille. Pourquoi ces farces ignobles et bouffonnes dans lesquelles il se décerne les plus beaux titres, et se donne à lui-même des brevets d'immortalité? Je crains bien qu'il ne soit seul de son avis, et que ses partisans eux - mêmes ne finissent par avoir honte de leur crédulité.

Le Curé. — Je goûte parfaitement l'observation que vous venez de faire, M. le Comte. Je ne voyais qu'avec pitié cet insultant orgueil qui perce à chaque ligne de l'ouvrage de M. Leroy, et je ne pouvais me l'expliquer qu'en me rappelant qu'un des plus grands écrivains de l'Église disait des philosophes qu'ils étaient des animaux de vaine gloire. D'ailleurs, parmi les athées et les matérialistes du dernier siècle, ce stupide orgueil a été si commun que je ne m'étonnais pas de voir un savant de plus entiché de ce vice honteux.

Ainsi, tout ce que vous avez dit jusqu'à présent, en tenant mon esprit en garde, en me donnant quelques présomptions contre la médecine nouvelle, ne saurait me convaincre encore ; je m'étais aperçu des défauts que vous avez signalés avec trop de chaleur ou du moins sans charité, et quoique je n'en eusse pas tiré tout-à-fait les mêmes conséquences que vous, ils avaient fait en moi une impression profonde. Il faudra donc que nous entrions dans l'examen des principes et des faits pour que ces entretiens nous soient utiles.

Le Comte. — C'est bien là mon projet, mes

chers amis ; mais avant de chercher à enlever une place d'assaut, il faut examiner ses fortifications extérieures. La prochaine fois, si cela vous convient, nous jetterons un coup d'œil sur l'introduction.

Montfort. — Nous serons trop heureux, M. le Comte, de pouvoir profiter de vos savantes et judicieuses observations; mais, avant de nous retirer, j'aurais voulu terminer cette causerie par une chanson sur le remède de M. Leroy. Cela serait venu d'autant mieux à propos que nous serions restés dans le sujet qui nous a occupés. Mais j'ai beau faire, je ne puis me rappeler que deux couplets de cette plaisanterie. Les voici; vous pourrez juger s'ils sont de la force de ceux que nous avons lus aujourd'hui.

> D'un asthme qui le tourmentait
> Luc depuis long-temps se plaignait ;
> Lassé de voir le médecin
> Épuiser sur lui son latin,
> Il prit la dose largement
> Et tout fut fait dans un moment.
> Hier, j'ai vu passer son convoi :
> Prenez le remède Leroy.

> D'un rhumatisme invétéré
> Ne pouvant être délivré,
> Damis a pris le vomitif.
> Or, voyez comme il est actif :
> Le rhumatisme fut chassé,
> Comme un éclair, il a passé
> Du côté gauche au côté droit :
> Prenez le remède Leroy.

TROISIÈME ENTRETIEN.

Purgoni. — Dans notre dernière réunion, vous vous êtes moqué tout à votre aise de M. Leroy, de sa manie poétique et de son style de cuisinière. Je voudrais bien savoir ce que vous aurez de pareil à dire contre l'introduction. Si je ne me trompe, vous ne pourrez vous empêcher de lui rendre justice, et de reconnaître que c'est une œuvre également parfaite et pour le fond et pour la forme. Je propose que nous la discutions chapitre par chapitre : qu'en pensez-vous, M. le Maire ?

Montfort. — Vous avez l'air tout-à-fait content de vous, M. Purgoni, et il me semble que vous n'avez pas conservé la mémoire des étrivières qu'on vous donna l'autre jour. Mais ne vendez pas la peau de l'ours avant de l'avoir tué. Quand l'introduction à la méthode curative serait tout ce que vous venez de dire, il s'en suivrait seulement que, parmi les partisans de M. Leroy, il a pu se trouver un homme assez bien éduqué pour aligner quelques phrases déclamatoires avec un certain air de bonne foi ; qu'est-ce que cela prouverait pour la doctrine, s'il vous plaît ?

Quant à la marche qu'il convient d'adopter dans la discussion, je m'en rapporte tout-à-fait à M. le comte; il est notre chef de file, et pourra parler avec vous des matières qui concernent la médecine. Pour moi, je me contenterai de faire quelques excursions dans les terrains qui me sont connus.

Le Comte. — La méthode de discussion proposée par M. Purgoni ne me paraît pas admissible. Il nous faudrait des années entières pour terminer ce travail. L'introduction renferme une foule de matières indépendantes les unes des autres, qui demanderaient des études spéciales, et nous n'en avons ici ni les moyens ni le loisir. Je suis donc d'avis de nous en tenir aux généralités, et de faire de simples réflexions sur l'œuvre de M. l'abbé Mesnard. Plus tard, en examinant la méthode en elle-même, nous serons obligés d'en venir aux détails, et notre tâche sera assez grande alors.

Le Curé. — Dans ce cas, je commencerai par une observation qui ne sera pas favorable à l'auteur de l'introduction. Dès le premier chapitre, il fait un éloge si pompeux de Pelgas et Leroy, que le livre tombe des mains. Il s'empare des paroles de l'Écriture-Sainte pour les appliquer à ses héros, et cet abus est vraiment déplorable, car l'écrivain sacré, en louant les médecins et la médecine, n'avait en vue personne en particulier, à moins qu'on ne veuille soutenir qu'il était animé en ce moment de

l'esprit prophétique, et qu'il annonçait les merveilles opérées par le chirurgien-consultant. Je n'ai fait
cette observation que parce que l'auteur de l'introduction était prêtre, et qu'il aurait dû se souvenir
un peu plus du respect qui est dû à nos livres saints.

MONTFORT.—Il y a une autre chose qui me cho-
que, c'est l'affectation de mettre toujours les médecins en contradiction les uns avec les autres, et de les
faire agir comme des hommes qui ne savent ce qu'ils
font. Ainsi, d'après M. Mesnard, puisqu'on a eu la
bonté de m'apprendre son nom, un médecin est appelé par un malade, il ordonne un traitement quelconque sans savoir ni pourquoi ni comment; le lendemain il modifie son ordonnance de la veille avec
aussi peu de raison, et ainsi de suite jusqu'à ce
qu'enfin le malheureux exploité par le charlatanisme
parte pour le grand voyage. Car, remarquez-le
bien, les médecins ordinaires ne sauvent jamais un
malade ; au contraire, ils assassinent tous ceux qui se
confient à leur science, c'est là du moins ce que dit
formellement l'introduction, et je crois que c'est un
mensonge insigne. Je sais qu'il est des médecins qui
ont la manie de chicaner sur tout, et qui affectent d'é-
mettre un sentiment opposé à celui de leurs confrères ; mais cette conduite ne se trouve que chez les
charlatans offusqués par la science et la réputation
des hommes de l'art. Nous voyons tous les jours des

malades revenir à la santé par le soin des docteurs qui sortent de nos facultés....

Purgoni.—Halte-là, s'il vous plaît, M. le Maire, l'âge et mille autres circonstances peuvent seuls sauver le malheureux qui s'est livré aux palliatifs de la faculté. Si la nature n'agissait pas puissamment contre les poisons qu'on administre et les moyens désorganisateurs qu'on emploie, la moindre indisposition conduirait infailliblement à la mort. Jamais, non jamais, vous ne me prouverez qu'une maladie bien caractérisée ait été guérie par les prescriptions des milliers de volumes qui inondent l'Europe médicale. Leroy seul a eu l'honneur....

Le Comte.—Doucement, s'il vous plaît, et n'arrivons pas si vite aux dernières conséquences. Nous examinerons plus tard le remède Leroy, et nous verrons ce qu'il en faut penser. Pour le moment, nous ne nous occupons que des présomptions qu'il peut y avoir pour ou contre. Je reprends l'observation de M. le Maire. Il est certain que l'introduction dont je vous passerai le mérite littéraire, puisque cela vous est agréable; il est certain, dis-je, que l'introduction est faite dans un esprit tout-à-fait partial. L'auteur n'a vu dans les médecins que des charlatans, des empiriques, qu'il cherche à dévouer au mépris et à la risée publiques; or, voilà ma pensée sur ces diatribes plus ou moins heureuses.

Il est faux d'abord que jamais les médecins ne

soient d'accord entre eux sur la cause d'une maladie et sur le traitement qui lui convient. J'ai assisté à plusieurs réunions très importantes, et j'ai vu souvent le plus parfait accord. Il est vrai que dans certains cas on balance, on hésite à se prononcer; mais ces doutes prouvent la science : les ignorans seuls ne doutent jamais et décident hardiment de tout. Cela est vrai dans toutes les sciences, et surtout dans la médecine, qui sera toujours environnée de mystères, quoi qu'en disent quelques enthousiastes qui comprennent à peine le système de l'économie animale.

L'esquisse qui nous a été donnée sur l'histoire de la médecine est une satire d'un bout à l'autre. M. Mesnard veut nous la faire juger sur les paroles de quelques beaux esprits qui se sont moqués avec raison des charlatans qui, dans tous les siècles, ont déshonoré la science. Qui ne connaît les délicieuses boutades de Molière contre la docte faculté? qui n'en a ri bien des fois?

Mais c'est le cas de se demander : qu'est-ce que cela prouve? Écoutez. Il me vient une pensée qui me frappe singulièrement et qui fera peut-être sur vous quelque impression. Parmi tous nos médecins, il en est d'un rare savoir et d'une probité plus remarquable encore. Or, si ces hommes qui ont vieilli dans l'étude, qui ont consacré toutes leurs heures du jour et de la nuit au soulagement de leurs sem-

blables, croyaient la médecine si incertaine, si nuisible à l'homme, croyez-vous qu'ils ne renonceraient
pas à cet art inhumain? Est-il possible que nul d'entre eux n'élevât la voix pour avertir son siècle et le
prémunir contre une confiance aveugle qui décime
chaque jour les familles! Ainsi, vous voilà forcés de
choisir entre ces deux suppositions : ou tous les
médecins sont des ignorans, des gens de mauvaise
foi, des charlatans, ou c'est à M. Leroy que conviennent ces qualités. Pour moi, l'option ne me
semble pas difficile : je ne manque jamais de me
décider pour la bonne compagnie, surtout quand
elle a pour elle le grand nombre.

Ne vous laissez donc pas éblouir par les belles
paroles de l'auteur de l'introduction. Regardez
au fond des choses, et vous verrez qu'il a menti
hardiment et peut-être avec connaissance, ce qui
est le dernier degré de l'improbité. Défiez-vous surtout des éloges perfides qu'il donne quelquefois à
ses adversaires : il ne fait semblant de les embras-
ser que pour les étouffer plus facilement. C'est une
vieille tactique qui ne saurait surprendre un homme
qui, comme moi, a passé sa vie avec les livres.

Enfin, pour achever tout ce que j'ai à dire sur
ce sujet, je vous ferai remarquer qu'il est incroyable
qu'on ait voulu faire de M. Leroy un martyr de la
vérité. Gardez-vous de vous laisser attendrir aux larmes du sensible abbé ; on ne faisait qu'exécuter les

lois , et certes le chirurgien-consultant n'a pas eu à
se plaindre de leur sévérité. D'ailleurs c'est un
étrange martyre que celui qui enrichit un homme
et lui donne une position qu'il n'aurait jamais pu se
créer s'il eût été consciencieux. Mais je m'arrête
pour ne pas me laisser entraîner à l'indignation....
Je crois qu'il sera bon de la réserver pour la fin.

MONTFORT.— Eh bien! M. le Docteur, que vous
en semble?...

PURGONI. — Il me semble que nous passons toujours à côté de la question au lieu de l'aborder
franchement.

LE CURÉ. — Je ne laisserai point terminer cet
entretien sans vous faire une réflexion qui vous
montrera ma bonne foi, et prouvera que chez moi
l'attachement à la méthode Leroy est une affaire
de conviction. L'abbé Mesnard aurait dû mieux
connaître l'histoire ecclésiastique, et ne pas répéter,
après les philosophes modernes et leurs pères les
protestans, les déclamations usées et mille fois dé-
menties contre le tribunal de l'Inquisition par rapport à Galilée. Je vous demande la permission de
vous lire à ce sujet ce qu'a dit M. Frayssinous dans
sa conférence sur le *fanatisme*.

« On cite Galilée condamné et persécuté par le
saint-office pour avoir enseigné le mouvement de
la terre sur elle-même. Heureusement il est aujour-
d'hui prouvé , par les lettres de Guichardin et du

marquis Nicolini, ambassadeur de Florence, tous deux amis, disciples et protecteurs de Galilée, par les lettres manuscrites et par les ouvrages de Galilée lui-même, que, depuis un siècle, on en impose au public sur ce fait. Ce philosophe ne fut pas persécuté comme bon astronome, mais comme mauvais théologien, pour avoir voulu se mêler d'expliquer la Bible. Ses découvertes lui suscitèrent sans doute des ennemis jaloux ; mais c'est son entêtement à vouloir concilier la Bible avec Copernic qui lui donna des juges, et sa pétulance seule fut la cause de ses chagrins. Il fut mis, non dans les prisons de l'Inquisition, mais dans l'appartement du fiscal, avec pleine liberté de communiquer au dehors. Dans ses défenses, il ne fut point question du fonds de son système, mais de sa prétendue conciliation avec la Bible. Après la sentence rendue et la rétractation exigée, Galilée fut maître de retourner à Florence. On doit ces renseignemens à un protestant, Mallet Dupan, qui, appuyé sur des pièces originales, a ici vengé la cour romaine. »

Montfort. — Heureux pour M. Leroy qu'il n'y ait pas maintenant d'inquisition en France ; elle lui apprendrait à parodier l'Évangile : c'est cependant l'ami de la soutane.

QUATRIÈME ENTRETIEN.

Le Curé.—Quoique votre dessein, M. le Comte, ne soit pas de discuter pied à pied l'introduction de l'abbé Mesnard, il est certains points sur lesquels je désirerais avoir votre avis.

Le Comte. — Ce sera toujours un vrai plaisir pour moi, mon cher ami, de vous aider de mes faibles lumières, et de vous faire participer aux fruits de mes longues études; c'est bien le moins que je paie par un peu de complaisance les jouissances que vous me faites goûter et les égards dont vous entourez ma vieillesse.

Montfort. — J'ai bien mon mot aussi à dire sur cette fameuse introduction qui parut sous le titre du *Charlatanisme dévoilé* et qui n'a été placée à la tête de l'énorme *factum* de M. Leroy que pour allécher les chalands. Il y a des passages qui m'ont paru tellement en opposition avec tout ce que j'avais entendu dire jusqu'à ce jour, que je me suis senti transporté d'une sainte colère et que j'aurais volontiers jeté l'ouvrage au feu, si je n'avais voulu me don ner le plaisir de molester M. Purgoni... Votre front se ride , docteur, mais vous avez tort; entre nous, vous le savez, c'est sans rancune. Pourtant à vous dire vrai , je riais comme un fou en me mettant au lit hier , parce que je songeais au rapport qu'il y a entre votre nom et la méthode que vous suivez. C'est une enseigne qui n'est pas trompeuse et les badauds seuls peuvent s'y laisser prendre.

Purgoni. — Il paraît que c'est un parti pris par M. le Maire de tourner tout en dérision et de faire de toutes nos discussions des questions de personne. Si je n'avais pas l'ame si bonne, je pourrais bien prendre ma revanche, mais je n'aime pas à m'amuser aux simples *bagatelles de la porte*. Monsieur, mes momens sont plus précieux que les vôtres, parce que je suis obligé d'élever une famille nombreuse et que je n'ai pour cela que la .ressource de mes talens ; j'ai bien voulu me prêter à une discussion, mais je ne prévoyais pas qu'elle dût se convertir en pasquinades, en farces de tréteaux.

Monfort. — Tout beau , ne vous faites pas de bile, je vous prie, ou vous seriez obligé d'avaler toutes vos drogues pour évacuer les humeurs âcres et mordicantes, et, à tout considérer, je crois qu'il vaut mieux les vendre et que vous y gagnerez doublement. Pourquoi ne voulez-vous pas nous permettre le mot pour rire? nous ne sommes pas réunis pour suivre des leçons, mais bien pour profiter des résultats de l'expérience de M. le Comte et de la vôtre, Docteur. Après cela, s'il me fallait être triste comme un bonnet de nuit, ou sérieux comme mon baudet quand on l'étrille, je vous avoue franchement que je n'y tiendrais pas et que je lèverais le siége : faites comme moi, M. Purgoni, avant d'arriver chez M. le Comte, avalez une bonne tasse de moka avec trois ou quatre verres de vieux rhum, et vos idées deviendront couleur de rose, et vous ne me gronderez pas pour avoir envie de plaisanter. Que ne prenez-vous plutôt votre revanche comme vous disiez tout à l'heure, mon individualité vous offrira longue et large matière ; enfoncez le scalpel jusqu'au vif, vous ne m'entendrez pas crier.

Le Curé. — Il est de fait qu'un entretien ne comporte pas la suite et l'enchaînement d'une discussion. Nous serions fort embarrassés du reste, s'il nous fallait disserter chacun à notre tour, car M. le Maire et moi nous ne pouvons jouer ici que le rôle d'interrogateur. Pour y rentrer, je demanderai à M. le Comte ce qu'il pense de ce que l'abbé Mesnard dit de la vaccine. Après lui avoir donné les plus grands éloges, voici ce qu'il ajoute :

« Souvenons-nous qu'il ne suffit pas d'arracher
» pour le moment des bras de la maladie ou de la
» mort de jeunes victimes qui auraient pu tomber
» sous ses coups, et qu'en toutes choses il faut con-
» sidérer la fin. Serait-ce donc la première fois que
» le mal se trouverait à côté du bien ?... Les plus

» précieux avantages n'ont-ils pas été souvent ac-
» compagnés des plus graves inconvéniens ou suivis
» des plus fâcheux résultats ?

» ...Le germe dit variolique ne serait-il pas une
» espèce de levain que nous apportons en naissant...
» S'il en est ainsi, il est dans l'ordre naturel qu'il
» fasse son éruption un peu plus tôt, un peu plus
» tard ; mais, en définitive, il faut qu'elle s'opère,
» et si elle ne se fait pas, la masse humorale ren-
» fermée dans le corps humain se trouve dans un
» état de gêne et de contrainte.... Toutes les fois
» que l'on procède à l'insertion du virus vaccinique,
» que prétend-on ? Neutraliser dans le sujet qui
» subit cette opération un germe de putridité qui,
» un peu plus tôt, un peu plus tard, eût fait érup-
» tion au dehors..... Mais neutraliser n'est pas ex-
» pulser, n'est pas chasser; la crise, l'éruption des
» matières qui avaient une disposition à la putré-
» faction ou au moins à la purulence n'ayant pas
» été opérée, que deviennent ces mêmes matières ?
» où vont-elles se placer? de putrides qu'elles étaient
» deviennent-elles saines par suite de cette opéra-
» tion? Quoi, la dixième partie du volume d'une
» tête d'épingle rendrait saines des humeurs qui
» avaient une disposition prochaine à la putréfac-
» tion ! Tout homme de bon sens comprendra que
» le dépôt humoral reste dans le corps humain et
» que son développement n'est que momentané-

» ment suspendu. Si la crise ou l'éruption ne se
» manifeste pas alors, il faudra de toute nécessité
» qu'elle se manifeste dans un autre temps, mais
» d'une autre manière.... Pourquoi ne pas compa-
» rer le nombre des personnes qui périssent à l'âge
» de 15 à 25 ans avec les états de mortalité des an-
» nées qui ont précédé la découverte de la vaccine?
» L'observateur impartial se convaincrait que le
» nombre des victimes qui succombent, quels que
» soient le genre et l'espèce de maladie qui les enlève
» à la société, est beaucoup plus considérable qu'il ne
» l'était il y a 30 et 40 ans... Toutes les fois qu'on
» rejettera ou qu'on dédaignera de faire usage de
» la purgation; toutes les fois qu'elle ne marchera
» pas à la suite de l'éruption du virus vaccinique,
» il faudra s'attendre à des accidens plus ou moins
» graves et qui n'auraient jamais eu lieu si la pur-
» gation eût été convenablement employée. Mais
» parmi les médecins de nos jours, même de ceux
» qui sont les plus zélés propagateurs de cette mé-
» thode, citez-en un seul qui regarde la purgation
» comme de rigueur envers ceux qui ont subi la
» vaccination. Ils ont occasionné dans le système
» animal une secousse, une commotion, un dépla-
» cement dans les humeurs; quels en seront les
» résultats? la vaccine serait-elle par rapport à eux
» ce qu'on appelle en langage trivial une *vache à*
» *lait?* On serait presque tenté de le croire quand

» on les voit repousser avec dédain le seul moyen
» capable de faire jouir l'humanité du précieux
» avantage de cette brillante découverte ; mais en-
» core un peu de temps, un demi-siècle seulement,
» et la vaccine aura le sort de l'inoculation. En
» France , plus qu'en tout autre pays du monde ,
» tout est affaire de mode et les modes n'y ont
» qu'un temps. »

De tout cela , il me semble qu'on peut conclure
que la vaccine est une bonne chose, mais *placée à
côté du mal*; qu'elle peut être souvent accompagnée des plus graves inconvéniens et suivie des
plus fâcheux résultats ; que la mortalité de 15 à
20 ans est aujourd'hui beaucoup plus grande qu'a-
vant la découverte de la vaccine ; et qu'enfin dans
un demi-siècle cette découverte dont on a fait tant
de bruit aura le sort de l'inoculation, c'est-à-dire
qu'elle sera proscrite comme dangereuse et inutile.

Le Comte. — L'abbé Mesnard allait vite en besogne et décidait hardiment les questions les plus
délicates. Vous connaissez, Montfort, tout aussi bien
que moi, les maux effroyables que la petite vérole
exerçait sur notre pauvre espèce. On rencontre encore trop souvent des figures creusées et sillonnées
en tous les sens par de hideuses crevasses, pour ne
pas bénir le ciel de nous avoir donné le moyen de
nous délivrer de ce terrible fléau. Lorsqu'il se répandait dans une ville, tous les malheureux enfans

alités présentaient le plus dégoûtant spectacle , et quand ils avaient le bonheur d'échapper à sa rage, ils traînaient le plus souvent après eux des infirmités qui les accompagnaient jusqu'à la tombe. Les uns avaient perdu la vue, les autres l'usage de quelques membres, le plus grand nombre avaient perdu leurs couleurs rosées et fraîches et étaient devenus méconnaissables même aux yeux de leurs mères. En 1720 la petite vérole emporta à Paris vingt mille individus de tout âge et de tout sexe. Ces accidens, qui jetaient l'épouvante dans nos campagnes et nos cités , qui les décimaient plus cruellement que la guerre, la peste ou la famine , ces accidens ont disparu pour toujours et nous les devons à la vaccine. Pourquoi donc chercher à la décrier ? Pourquoi en parler comme d'un palliatif impuissant ? Certes, ici, il n'y a pas moyen de nier, la vaccine est employée dans l'univers entier, et toujours avec un succès égal. Il est vrai que M. Mesnard assure que la mortalité des jeunes gens de 15 à 25 ans est plus grande qu'autrefois, mais cette assertion gratuite est démentie par des relevés statistiques incontestables. On a remarqué que dans tous les lieux où la vaccine avait été introduite, la population prenait des accroissemens considérables. A qui nous en rapporter ? sera-ce aux employés du gouvernement qui n'ont aucun intérêt à tromper sur ce point le public, ou à l'abbé Mesnard, résolu en tout lieu, en

tout temps et en toute circonstance, a trouver détestable tout ce qui ne se rencontrera pas dans la méthode curative? Comment se fait-il , après cela, que
M. Mesnard ait osé prophétiser la ruine de la vaccine? c'est ce que je ne saurais comprendre ; car
plus nous avançons et plus ses succès se multiplient.
— Notre auteur prétend que la vaccine, tout en
neutralisant et paralysant le germe variolique, ne
le chasse pas du corps et doit produire tôt ou tard
les plus funestes effets. En conséquence, il conseille
à tous de se purger et de se repurger encore, jusqu'à ce qu'ils soient bien et dûment lavés. Mais
admirez cette puissance de logique ! Le virus est
neutralisé, paralysé, dit-il ; que faut-il de plus pour
la guérison ? L'expulser, dira-t-il ; mais à quoi bon,
puisqu'il ne saurait nuire, et que par conséquent
il n'existe plus. Appliquez son raisonnement à un
homme atteint de la rage ou mordu par une vipère,
et, pour chasser le venin, purgez jusqu'à extinction, qu'en résultera-t-il? une mort certaine dans
le premier cas, et presque assurée dans l'autre, ou
du moins les plus graves accidens. Quant à ce que
dit Mesnard, que la vaccine pourrait bien être pour
les médecins une vache à lait, c'est une infamie,
car il sait bien qu'ils ont plus perdu en l'admettant
qu'en la rejetant et qu'elle leur a enlevé une grande
partie de leurs clientèles. Mais il ne faut pas s'é-
tonner de ces insinuations perfides , un lâche vous

reprochera sans cesse votre couardise, et un fripon ne manquera jamais de vous appeler voleur. Et remarquez, je vous en prie, les conséquences que peuvent avoir les paroles que je réfute en ce moment. Des malheureux, séduits par les mensonges déhontés qu'on leur débite comme des vérités incontestables, croiront qu'il suffit de se purger pour prévenir et empêcher les effets de la variole, et bientôt cet inexorable fléau recommencera à exercer sur eux ses ravages, et conduira une foule de victimes à la tombe, ou du moins les condamnera à passer une vie triste et maladive. Si M. Mesnard avait des connaissances en médecine, il en a fait un bien pitoyable usage, et s'il n'en avait point, il a eu un compte terrible à rendre pour toutes ses inepties, ses inconcevables erreurs, et surtout pour ses mensonges.

Montfort. — Ouf! quel sermon, M. le Comte, vraiment notre Curé n'y brillerait guère s'il vous prenait fantaisie de nous faire le prône un dimanche à sa place. Je ne sais pas comment vous tenez à une si grande dépense de poumons sans vous arroser le gosier, le mien serait aussi sec que de l'amadou s'il me fallait faire de pareils tours de force. Je crois pourtant que vous n'avez pas tout dit; occupé que vous étiez du côté sérieux de la question, vous avez oublié le côté plaisant qui est pour moi l'essentiel, malgré la défense et la mauvaise humeur du

Docteur qui, en ce moment, ressemble, à s'y tromper, à un criminel assis sur la sellette et qui se
remue dans tous les sens pour voir si l'esprit lui
entrera dans la tête par les pieds, par les bras ou
par ailleurs... Voici donc la burlesque pensée qui
a traversé mon imagination pendant que vous pé-
roriez si bien. Je me figurais que pour prévenir ou
expulser le virus variolique, tous les peuples, voulant en finir d'un coup et pour long-temps, s'étaient
décidés à se purger le même jour. Arrivent donc
de toutes parts les fioles, les bouteilles... Dans sa
maison, au milieu des rues, sur les grands che-
mins, dans le Tonkin, la Chine, le Japon, l'Afrique,
l'Amérique, l'Europe, l'Asie, partout enfin on ne
rencontre que vomitifs et purgatifs. L'heure solen-
nelle sonne, et voilà que l'espèce humaine, ébranlée
jusque dans ses fondemens, inonde la terre d'un
déluge d'humeurs plus ou moins incongrues, qui
par le haut, qui par le bas, qui par les deux à la
fois; celui-là hurle comme un taureau, celui-là se
tort comme un démoniaque; le locataire du troisième se décharge sur celui du second, qui, à son
tour, se décharge sur celui du premier, qui rend
tout dans la rue. Allons, courage ! recommencez
comme si vous n'aviez rien fait; car, voyez-vous,
il s'agit de tuer le germe qui a tué tous nos pères,
parce qu'ils avaient la bonhomie de le nourrir. Évacuons, évacuons, et, quand il sera parti, nous voilà

immortels, pour nous d'abord , puis pour nos enfans auxquels nous ne pourrons pas communiquer
le germe fatal , par la raison que : *nemo dat quod
non habet...* Pardon , M. Purgoni , si je parle latin
devant vous, mais vous n'êtes pas arrivé à votre âge
sans avoir entendu cet adage, et d'ailleurs il se
trouve, je crois, dans M. Leroy. Que vous semble de
mon idée, Messieurs ? croyez-vous que cette *purgerie*
universelle ne serait pas un spectacle intéressant, et
ne vous semble-t-il pas voir M. Leroy nageant et
pataugeant au milieu de cette inondation fécale,
cherchant les gros et les petits germes pour les
écraser impitoyablement et les empêcher de prendre racine en terre.

PURGONI. — J'avais bien dit qu'il n'y aurait pas
moyen de parler sérieusement avec M. le Maire ; il
ne songe qu'à s'amuser de tout : la vie pour lui est
une farce continuelle, et les choses les plus graves il
les traite en plaisantant. Cela trouble mes idées,
me déconcerte ; de sorte que je ne trouve plus rien
à répliquer quand j'aurais mille fois raison. Tout-
à-l'heure j'étais plein d'idées lumineuses qui m'ont
échappé comme un éclair, et je suis obligé de laisser
passer sans contestation ce que vient de dire M. le
Comte : elles reviendront peut-être , et alors je
prendrai ma revanche. En attendant , écoutez ce
que je vais vous lire , et tâchez d'y trouver une réponse.

« Plusieurs de nos Esculapes modernes, dit
M. Mesnard, ont rêvé (car ces messieurs rêvent
quelquefois) que l'extrait de ciguë, de belladone, etc., peuvent à l'aide de certaines préparations devenir des médicamens salutaires; et voilà
des plantes reconnues pour éminemment délétères
et vénéneuses transformées en plantes médicinales...
Ils n'ont pas rougi d'avancer que la noix vomique...
le mercure, l'acétate de morphine (c'est-à-dire l'o-
pium), fournissent des préparations qu'il serait difficile de remplacer...... Après cela qui pourrait
douter que certains médecins ne soient des empoisonneurs publics, titrés, patentés, diplomatés? Ils
vous disent qu'ils atténuent la violence du poison
par des amalgames sagement préparés. Quel mons-
trueux abus des termes! Peut-il y avoir de la sagesse
à préparer les poisons! Car le poison n'en sera pas
moins un poison, malgré la prétendue sagesse des
faiseurs d'amalgames. A la vérité, ses effets en seront plus lents, mais ils n'en seront pas moins pernicieux, parce que le poison conserve toujours sa
nature et qu'un principe délétère doit toujours tôt
ou tard plus ou moins produire son effet... Les poisons tuent et ne guérissent jamais personne. » (*Introduction*). Qu'avez-vous à répliquer, M. le Maire?
votre critique y trouvera-t-elle son compte?

Montfort. — Vous paraissez fier, Docteur, en
faisant tomber la conversation sur une matière qui

m'est étrangère ; mais attendez, M. le Comte est bien de taille à se mesurer avec votre abbé Mesnard.

Le Comte. — C'est avec peine que je me vois dans la nécessité de vous parler sans réserve sur cette diatribe sortie de la bouche d'un prêtre. L'art avec lequel l'abbé Mesnard présente son paradoxe captieux décèle la plus insigne mauvaise foi : la vérité se raconte toujours simplement. Entrons dans quelques détails.

D'abord avant de parler des poisons, il est bon de dire ce que c'est qu'un poison. Nous dirons avec M. Orfila que l'on doit considérer comme poison tout corps qui détruit la santé ou anéantit entièrement la vie, lorsqu'il est pris intérieurement ou appliqué de quelque manière que ce soit sur un corps vivant, et *à très-petite dose*. Ou d'une manière plus simple et plus générale et qui suffit à notre sujet, un poison est une substance qui, introduite dans l'économie animale, *à petite dose*, cause la mort.

D'après les assertions de M. Mesnard, les poisons, conservant toujours leur nature, doivent toujours, comme principes délétères, produire tôt ou tard, plus ou moins, leurs funestes effets, c'est-à-dire tuer et ne jamais guérir personne. Je ne m'arrêterai pas à vous faire des démonstrations abstraites et à perte de vue, l'observation et l'expérience journalières

suffisent pour montrer la fausseté de ce raisonnement. En effet, tout le monde sait qu'assez souvent
nos meilleurs moyens thérapeutiques, ou agens médicinaux, sont tirés des poisons, ou plutôt en ce cas
les poisons cessent d'être poisons et deviennent
d'excellens médicamens, pour ne pas dire des spécifiques. La conversion des poisons en médicamens
n'emporte point le changement de leur nature
chimique, mais seulement celui de leur action qui,
de toxique ou vénéneuse, devient salutaire et bienfaisante. Ce changement d'action est dû à la quantité de la substance ingérée.

Ainsi par exemple, une préparation mercurielle,
le deuto-chlorure de mercure ou sublimé corrosif à
telle dose tuera inévitablement, tandis qu'à telle
autre ou à une dose très-minime, il sera non-seulement d'une parfaite innocuité, mais deviendra un
précieux médicament, un spécifique contre la syphilis. Voilà donc un poison d'une formidable et terrible énergie qui s'apprivoise et s'adoucit tout-à-
coup sous la main habile qui le dompte, ne fait
plus aucun mal, ne tue plus, mais guérit, donne la
santé et la vie dans des cas où, ô prodige admirable ! tous les autres moyens, les antiphlogistiques,
les saignées, les sangsues, voir même les purgatifs
répétés de M. Leroy, sont demeurés vains et impuissans. Voilà un fait d'observation d'une certitude inébranlable, à la connaissance de tous les médecins,

ou plutôt du monde entier. Il faut vraiment avoir perdu toute ombre de sens commun pour oser s'é-lever contre des vérités si authentiques et si incontestables.

Montfort. — Mesnard semble avoir profité du conseil de Voltaire qui disait : « Mentons, mentons toujours; il en restera quelque chose. »

Le Comte. — Ce que nous disons du mercure est applicable aux autres poisons, comme la belladone, l'opium, l'extrait de noix vomique, etc., etc.

La belladone est employée depuis plus de vingt ans avec le plus grand succès contre la coqueluche, succès qui ne se dément jamais, quand la poudre de la racine de belladone est récente, administrée à dose convenable et en temps opportun. L'extrait de ce précieux végétal est encore le meilleur re-mède contre les névralgies, et surtout les névralgies faciales, qu'il calme le plus souvent d'une manière subite et merveilleuse, contre plusieurs autres né-vroses à titre d'anti-convulsif et anti-spasmodique, spécialement contre l'épilepsie, et par analogie con-tre l'hystérie et toutes les convulsions en général ; contre l'asthme nerveux ou toute affection *asthma-thoïde* qui ne paraît pas dépendre de quelque lé-sion organique ; contre toutes les toux nerveuses ou convulsives, hoquets opiniâtres, hernies étran-glées, les fissures et constrictions de l'anus, la nyctalopie, etc., etc. Ce que je vous dis ici n'est pas une vaine déclamation théorique, mais le fruit de la longue expérience d'un médecin célèbre, qui ne se décide jamais en faveur d'une médication qu'après une longue suite de succès.

La noix vomique est encore un poison que la thérapeutique convertit en un médicament que l'on administre avec succès contre les paralysies nerveuses et rhumatismales des extrémités inférieures (paraplégies), et quelquefois contre l'incontinence d'urine nocturne des enfans (1).

Je m'abstiens de rapporter ici d'autres poisons, comme l'iode qui fournit un excellent remède contre certaines maladies lymphatiques, scrofuleuses ou autres, et surtout une espèce de spécifique contre le goître, qu'aucun autre moyen n'a pu guérir jusqu'à présent. Voilà, certes, des poisons qui ont procuré à la médecine des richesses immenses; et cependant l'abbé Mesnard ose dire que les *poisons tuent toujours et ne guérissent jamais personne.*

PURGONI. — Si vous m'en croyez, M. le Comte, nous laisserons de côté M. l'abbé Mesnard et son introduction, et nous passerons à l'examen de la méthode curative; M. Mesnard n'était pas médecin, il n'est pas étonnant.....

(1) Quant à l'opium, voyez ce qui en est dit à la fin du *Petit Traité des maladies chroniques de l'estomac.*

Montfort.—Il est aisé de voir qu'il n'était pas médecin ; aussi il aurait mieux fait de confesser ses bonnes femmes et de dire son bréviaire que de se mettre en frais pour fabriquer un livre de médecine ; c'est à peu près comme si M. Purgoni voulait faire une théologie : ce n'est pas que je doute de vos capacités, Docteur, mais comme vous n'avez pas fait une étude spéciale de la théologie....

Le Curé.—Je croyais cependant que l'abbé Mesnard n'était pas sans connaissances en médecine.

Le Comte. — Où l'aurait-il puisée cette science ? Dans les auteurs ? mais tous les auteurs sont contre lui dans sa pratique ; mais il n'a jamais exercé l'art de guérir ! Vous voyez donc que l'abbé Mesnard n'avait ni ne pouvait avoir le degré de science suffisant pour parler pertinemment de cette matière. Ce qu'il dit des poisons n'est donc autre chose que l'abus d'une logique subtile et l'acharnement à propager son opinion ou plutôt celle de M. Leroy. D'un autre côté, si des poisons procurent à la thérapeutique d'aussi précieux médicamens, quelles ressources ne fourniront pas à la médecine une foule d'autres substances non toxiques et bienfaisantes de leur nature, comme le quinquina, etc., etc. Tout cela cependant n'a pas empêché M. l'abbé Mesnard de dire en propres termes que les médecins qui emploient ces substances *sont des empoisonneurs publics, titrés, patentés, diplomatés.*

Comme il n'est pas un seul médecin qui n'ait recours à ces héroïques moyens, il s'en suit que tous
les médecins sont des *empoisonneurs publics*, titrés, patentés, diplomatés, etc. Je vous laisse le
soin d'apprécier ce tissu d'injures et d'infamies. Pour
rendre son paradoxe plus vraisemblable, il calomnie
les médecins et leur prête des absurdités auxquelles
ils n'ont même jamais pensé, pour les réfuter ensuite.
vous conviendrez que c'est un bien pitoyable triom-
phe. Il leur fait dire qu'ils atténuent *la violence
des poisons par des amalgames sagement pré-
parées*; quels sont les médecins qui débitent de
parcilles inepties? que M. Mesnard m'en cite seulement un. Voilà comme on flétrit la réputation
d'hommes estimables, voilà comme on induit en
erreur un peuple crédule et toujours porté à croire
le mal plutôt que le bien. Quand on est ignorant
ou de mauvaise foi, il n'y a pas d'action louable
que l'on ne puisse faire paraître blâmable ou criminelle, en altérant les faits ou en prêtant aux personnes un langage faux et étranger qu'elles réprou-
vent souverainement. Je suis surpris de rencontrer
autant de mauvaise foi dans un homme pour qui
la vérité aurait dû être sacrée ; jamais aucun médecin n'a prétendu que l'*amalgame* ou le mélange
détruit la qualité toxique d'un poison et le convertit en médicament; mais la dose seule à laquelle
on l'emploie. Ainsi, comme nous l'avons déjà dit,

un demi-grain de sublimé corrosif, pris chaque jour, guérira la syphilis, et un gros ou même bien moins tuera une personne : ceci n'est pas une subtilité métaphysique, mais un fait d'observation et le fruit de l'expérience. Finissons ce point de discussion par une réflexion décisive. Aucune assertion de l'abbé Mesnard, quelque étrange qu'elle soit, ne devra désormais étonner personne, quand on sait que cet homme nie l'efficacité intrinsèque de la vaccine et qu'il a l'impudence et l'audace de prédire que la vaccine employée seule, sans purgation, est une pratique qui a beaucoup augmenté la mortalité des individus de 15 à 25 ans, et qui sera bientôt abandonnée, proscrite comme dangereuse ou au moins très inutile. Quand on est arrivé à ce degré de scepticisme ou plutôt de bêtise et de stupidité, on n'est plus digne d'aucune espèce de confiance ni de foi. Un pareil homme perd alors le bon sens, le sens commun scientifique, et est nécessairement conduit à nier non-seulement les maximes et les principes les plus certains de la médecine et des autres sciences naturelles, mais même les axiomes et les vérités mathématiques ; et alors on cesse d'être homme.

Le Curé. — Mon cher Docteur, je ne sais pas trop où j'en suis ; M. le Comte frappe à coup de massue.

Purgoni. — Cela ne se passerait pas ainsi, si ce

n'est que je suis forcé de partir pour aller voir un malade que j'ai promis de visiter aujourd'hui. O le maudit état qui m'empêche toujours de rester autant que je le voudrais avec mes amis!... Enfin, les malades avant tout.... Adieu, M. le Comte.

CINQUIÈME ENTRETIEN.

Le Curé. — Voilà l'hiver avec ses frimats, M. le Comte, je crains bien qu'il ne vous rappelle les douceurs et les agrémens de Paris et ne vous dégoûte de la campagne.

Le Comte. — Mon cher Curé, il faut bien savoir souffrir des maux inévitables : à la ville comme à la campagne, l'engourdissement, la torpeur de la nature, répandent partout une profonde tristesse ; mais il est d'autres plaisirs, d'autres jouissances qui consolent et aident à porter le lourd fardeau du temps : l'hiver est la saison de la causerie, des jeux, des longues études et des incomparables délices du coin du feu ; dans ma solitude j'éviterai au moins le fracas du monde et le tumulte des affaires, qui me sont devenues insupportables, et je pourrai me livrer tout entier au travail qui peut seul charmer mes vieux jours ; d'ailleurs trois mois sont sitôt écoulés.

Purgoni. — Ils sont terriblement longs pour les médecins.

Montfort. — Et pour le pauvre diable de soldat qui monte la garde et qui n'a que la mauvaise tente du bivouac pour abri ? Aussi, quand j'y pense, je suis furieux contre la bonne femme Ève ; sans elle, nous n'aurions point d'hiver, point d'intempéries des saisons (à ce qu'on dit) ; en un mot, les élé-mens ne conspireraient pas contre nous, et la tem-pérature atmosphérique serait toujours en harmonie avec celle de notre corps : il faut convenir que le sexe a fort mal débuté.

Le Comte. — Vous parlez comme un ange, M. le Maire ; seulement vous êtes bien heureux qu'il n'y ait pas de dames avec nous.

Montfort. — Quand il y en aurait, je pense que, loin de m'en vouloir, elles partageraient mon mé-contentement, d'autant mieux que, sous ce rapport, elles font cause commune avec nous ; je ne m'en prends qu'à la friande qui a mangé la pomme et nullement à ses filles.

Le Comte. — A la bonne heure.

Le Curé. — Si une femme a perdu le monde, une femme aussi l'a sauvé.

Purgoni. — Il n'en est pas moins vrai que c'est Ève qui est la cause de toutes les infirmités et de toutes les maladies qui affligent le corps humain. D'où nous vient, en effet, ce germe de corruption dont parle M. Leroy, et qui limite notre existence, sinon de la faute de nos premiers parens ?

Montfort. — Ah ! par exemple, vous nous la donnez belle, Docteur ; j'ai lu le chapitre dans lequel M. Leroy traite cette question, et je ne conçois pas où diable cet original a été chercher une idée si ridicule; est-ce que par hasard il voudrait nous ramener aux temps obscurs de la fantasmagorie et de l'illuminisme ? Il s'y prend un peu tard: les fadaises n'amusent plus que les enfans, l'illusion est dissipée.

Purgoni. — Je vous plains, M. le Maire, si vous traitez d'illusion une vérité si bien établie et si conforme à la raison. Ne sentez vous pas que c'est la nature qui parle par la bouche de cet incomparable sauveur de l'humanité.

Montfort. — En vérité, elle a fait choix d'un organe bien fidèle ! Docteur, votre enthousiasme vous aveugle. Non, ce n'est pas la nature qui parle par la bouche de votre maître; croyez-moi, elle ne dirait que des choses sensées, elle ne nous entretiendrait pas d'un germe de corruption qui n'a jamais existé que dans le cerveau du chirurgien-consultant.

Purgoni. — Vous croyez cela, M. le Maire? Eh, mon Dieu, ce que c'est que le préjugé! quand on est prévenu contre une doctrine, les preuves les plus évidentes, les raisonnemens les plus clairs et les plus concluans passent inaperçus. Remontons un peu à l'origine des choses, à la création.

Montfort. — Ah! de grace, passons au déluge.

Purgoni. — Vous êtes un mauvais plaisant. Puisque l'auteur de la nature a donné aux hommes la faculté de se reproduire, n'a-t-il pas dû, dans sa profonde sagesse, proportionner le nombre des individus à la dimension et à la superficie du globe qu'ils devaient habiter ?

Montfort. — Que s'ensuit-il ?

Purgoni. — Admirez le bel enchaînement des argumentations de M. Leroy. L'Être des êtres a dû, dans sa profonde sagesse, limiter la durée de la vie dans chaque individu ou mettre des bornes à la faculté de se reproduire ; autrement cette faculté aurait été suivie d'un excès de population. Or, il est certain, et personne ne le nie, que la faculté génératrice est tellement inhérente à l'homme, qu'il l'a toujours exercée et qu'il l'exercera toujours, à moins de supposer qu'il doit changer de nature ; il reste donc incontestable que le Créateur a mis en nous un germe de corruption et de corruptibilité pour limiter la durée de notre existence. (Chap. Ier.)

Le Comte. — Oh ! oh ! M. Purgoni, la conclusion n'est pas de rigueur ; si je ne me trompe, il fallait dire : donc le Créateur a limité notre existence, celle-ci, à la bonne heure, aurait été sans réplique ; mais malheureusement pour vous la cessation de la vie animale n'entraîne nullement la nécessité d'un germe de corruption, le Tout-Puissant avait bien des moyens de nous conduire à la mort.

Purgoni. — Sans doute il en avait beaucoup ; mais puisqu'il a choisi celui-là.

Le Comte. — Vous en a-t-il fait la confidence ? s'il vous plaît.

Purgoni. — L'Écriture nous le dit formellement, j'espère que son témoignage en vaut bien un autre ; écoutez ce passage : « Une autorité puissante nous fait connaître la destination secondaire de l'homme après être déchu de sa primitive constitution ; elle nous démontre que , par suite de sa dégradation , l'homme apporte avec soi en naissant un germe de corruption et de corruptibilité, transmissible comme le principe de son existence. » (Chap. Ier.) Ce raisonnement est assez concluant, j'espère ; je crois même qu'après la lecture de ce passage, M. le Comte n'élèvera plus de doutes là-dessus.

Le Comte. — Ne nous pressons pas , M. Purgoni, les assertions ne sont pas des preuves. Le premier membre de la proposition de votre maître est vrai ; l'Écriture-Sainte nous apprend incontestablement que l'homme est déchu de son état primordial , et la raison même nous conduit à cette triste vérité qu'avaient entrevue les philosophes de la Grèce et de Rome ; mais ce qu'ajoute M. Leroy est purement gratuit : où a-t-il vu dans l'Écriture-Sainte cette indication de l'existence d'un germe comme il l'entend ? dans quel livre ? à quelle page ? L'avez-vous vu dans quelque endroit de l'Écriture, vous , M. le Curé ?

Le Curé. — Non , et malgré les recherches que

j'ai faites à ce sujet, je n'ai rien trouvé qui semblât même l'indiquer, j'ai toujours cru qu'il était impossible de s'assurer si effectivement il y a en nous un germe matériel de corruption tel que l'indique M. Leroy. Je vous avouerai même que j'ai regardé cette assertion comme purement gratuite. Après cela, les médecins pourraient interpréter quelques passages de l'Écriture dans un sens que je ne leur donnerais pas. Au reste, si la méthode curative ne m'eût pas paru plus positive, plus satisfaisante qu'elle ne l'est en cet endroit, jamais je ne lui aurais donné ma confiance.

Montfort. — Ce n'eût peut-être pas été tant pis pour quelques-uns.

Le Comte. — J'ignore si le chirurgien-consultant est versé dans l'interprétation de l'Écriture-Sainte ; ce que je sais, c'est que jamais personne n'avait avancé cette assertion ridicule, et il n'est aucun texte susceptible de cette bizarre interprétation, à moins de lui faire violence.

Purgoni. — Il faut pourtant bien que l'Écriture en parle quelque part ; où l'auteur de la méthode l'aurait-il puisé ?

Montfort. — Eh! mon Dieu, où il en prend tant d'autres, dans sa féconde imagination. Vous avez l'air de croire qu'il se ferait scrupule de cette petite licence ; allons donc, Docteur, vous faites l'ingénu comme si vous ne connaissiez pas les médecins. Le soin qu'il prend de mettre l'Écriture-Sainte de la partie est une petite adresse assez ingénieuse. Comment, en effet, contester un point de doctrine à un écrivain qui s'appuie sur les livres sacrés, ce serait un cas pendable, une impiété révoltante.

Le Comte. — Votre maître, M. Purgoni, a mal interprété l'Écriture-Sainte; il a pris la tache du péché originel, que certains auteurs appellent germe de corruption morale, pour un germe physique, matériel, de corruption, ce qui n'est pas tout-à-fait la même chose. La faculté que nous avons de faire le mal né nous vient pas de la faute de nos premiers parens, puisqu'ils étaient doués eux-mêmes de la liberté avant leur péché; seulement, nous savons que, depuis leur chute, nous avons une pente au mal que n'avait pas Adam avant son péché; car Dieu a fait l'homme droit, *fecit hominem rectum*, et nous ne le sommes pas. Comment? c'est un secret que s'est réservé la Providence. L'expression germe est donc un terme figuré, même sous le rapport moral; ce n'est autre chose que l'inclination que nous avons au mal, et non un être isolé et distinct de notre individu. Le même raisonnement s'applique au germe physique, matériel, de M. Leroy : ce n'est pas un être isolé et distinct de notre substance ; ce n'est autre chose que *l'aptitude* qu'a notre corps

6

de contracter des maladies, aptitude inhérente à notre nature dégradée.

PURGONI.—Puisque vous prétendez que les livres saints ne parlent pas de l'existence de ce germe, je vais vous citer des preuves de raison; Dieu merci, nous n'en manquons pas.

MONTFORT. — Où allez-vous donc les prendre?

PURGONI.—Belle demande! Eh! dans la méthode donc.

MONTFORT. — Si vous avez les yeux assez perçans pour m'en montrer une, je vous donne un merle blanc.

PURGONI. — Vous me faites rire, M. le Maire.

MONTFORT. — Rira bien qui rira le dernier : citez-nous une preuve en attendant.

PURGONI. — « En portant l'attention que mérite ce sujet sur les parties motrices et organiques que la nature a préposées comme pièces mécaniques à la reproduction de l'espèce animale, et fixant particulièrement cette attention sur le siége ou la région que ces parties occupent dans les individus de cette espèce, tout lecteur, sans qu'il soit ici besoin d'un plus ample développement, ne trouvera-t-il pas là une preuve manifeste de la présence et de l'action d'un fonds de corruptibilité qui s'attache à la conception même comme à la constitution physique de l'homme, et peut agir plus ou moins promptement contre la durée de la vie?» (Chap. 1er, sect. 1re.) Eh bien ! M. le Maire, celle-là vaut-elle bien un merle blanc ?

Montfort. — Elle n'en vaut seulement pas un noir, et je demande à ces Messieurs si jamais l'on a vu tant de sottises en si peu de mots. C'est ce que vous appelez une preuve de raison, vous, Docteur ; en vérité, vous vous y connaissez.

Le Comte. — Ce passage est vraiment d'un ridicule renforcé ; il n'est pas nécessaire d'avoir la moindre notion en médecine pour en reconnaître toute l'absurdité, le gros bon sens est plus que suffisant. Que les parties génitales soient placées à la base ou au sommet du tronc, qu'est-ce que cela prouve en faveur de l'existence d'un germe de corruption ? Mais ce qu'il faut surtout admirer, c'est la *pudeur* de M. Leroy qui ne lui permet pas un plus ample développement sur cette matière. Voilà un tour de vieille guerre, M. Leroy ; voyez un peu cette manière adroite de se tirer d'affaire ! Comme il nous glisse cela adroitement : *Il n'est pas besoin ici d'un plus ample développement.* On croit le voir prononcer ces mots avec un air timide et une scrupuleuse circonspection, puis baisser saintement les yeux. Je sais qu'on ne peut pas être trop réservé sur cette matière ; mais vous conviendrez qu'il aurait pu, sans nullement choquer les oreilles les plus délicates, montrer comment et pourquoi le siége ou la région qu'occupe l'appareil génital

6.

prouve que le père transmet à son fils un germe de corruption. Cette pudicité est d'autant plus sus-pecte pour tout lecteur impartial que personne ne peut se rendre compte du développement plus ample qu'il semble promettre au besoin, à moins qu'il ne nous dise que, de même que les saletés et les immondices qui se trouvent dans un liquide se dé-posent au fond du vaisseau, de même aussi celles de notre corps se déposent à la base du tronc, et que c'est pour cela que la nature y a placé les organes de la reproduction. Mais c'est une absurdité que je n'oserais pas lui prêter ; il sait comme tout le monde que la liqueur séminale est le produit, la quintesecnce du sang le plus pur que nous ayons. D'ailleurs, si l'auteur eût voulu se donner la peine de réfléchir un peu, il aurait compris que la place qu'occupe l'appareil génital ne prouve nullement l'existence de son germe. Adam, avant son péché, n'était-il pas organisé comme nous? Les organes gé-nitaux n'occupaient-ils pas la même région qu'à présent? Et pourtant il n'avait pas de germe de corruption.

MONTFORT. — Non-seulement le pieux parodiste de la Genèse est très-pudibond, mais il s'exprime avec une clarté, une lucidité qui ne laisse rien à désirer. Ce petit passage est un chef-d'œuvre en son genre. Ce qui me plaît, à moi, c'est ce *fonds* de *corruptibilité* et de *corruption* qui *s'at-*

tache, qui se cramponne à la *conception;* cette espèce d'accolade fraternelle fait image et frappe singulièrement par sa nouveauté. Que l'esprit humain fait d'heureux rapprochemens, Messieurs! Voilà de ces étincelles de génie qui vous atterrent et ne vous laissent que l'admiration. Après tout, je ne vois rien en cela de bien surprenant, puisque c'est la nature qui parle par sa bouche; n'est-ce pas, Docteur?

Purgoni.—Votre humeur satirique, M. le Maire, n'infirme en rien la preuve de M. Leroy : *il s'exprime clairement; vous n'y comprenez rien, il n'y peut rien* (1).

Montfort.—Si clairement qu'il ne se comprend pas lui-même ; car, de bonne foi, qu'est-ce que cela veut dire, un fonds de corruptibilité qui s'attache à la conception? Quelle est la nature de ce fonds? Est-ce un être? est-ce de la matière? est-ce une substance spirituelle? l'a-t-il vu? l'a-t-il palpé? qu'est-ce enfin? Voilà comme on vous lance des grands mots qui frappent le lecteur; quand il veut les approfondir, il n'y trouve que des expressions charlataniques qui ne se débitent que sur les tréteaux. Cependant, immédiatement après ce pitoyable passage qu'il regarde, lui, comme une preuve mani-

(1) Expressions tirées d'une lettre du célèbre écrivain à un de mes amis qui lui demandait l'explication du même passage.

feste, il tire fort gravement la conclusion suivante :
« Voilà les causes qui font que l'homme n'est point
immortel, et pourquoi il est sujet à la maladie et
aux infirmités. » Et il s'est trouvé des hommes
assez niais pour ajouter foi à de pareilles inepties.
Peste soit du chirurgien! tous les propos qu'il tient
ne sont que des billevesées.

LE COMTE. — Cette conclusion ne doit pas surprendre; appuyé sur les deux passages que nous a
cités M. Purgoni, l'auteur va pérorer, déduire,
conclure sans autre forme de procès; il va aller
son train et d'un pas ferme comme s'il faisait des
axiomes; mais comme il part d'une assertion qui
n'est basée sur aucune preuve, ni même aucune
probabilité, d'un principe évidemment faux, nécessairement les conséquences qu'il déduira le seront
également. C'est ainsi qu'il prétend que la corruption termine l'existence de tous les êtres, ce qui
est une erreur grossière, une bévue vraiment manifeste. D'abord il a une idée très fausse sur la corruption, il nous la présente comme un être, un
agent isolé et distinct de la substance altérée; or la
raison et l'expérience prouvent que jamais une substance ne s'altère et ne tombe en corruption que
lorsque la vie y est éteinte. L'auteur a pris l'effet
pour la cause : effectivement la corruption n'est
pas la cause de l'extinction de la vie, elle n'en est
que l'effet et la suite; ce n'est autre chose qu'un

nouvel état par lequel passe une substance qui cesse d'être animée. Chaque molécule qui compose notre corps étant protégée par la puissance vitale, il est impossible qu'elle s'altère, se putréfie, se corrompe tant qu'elle a la vie ; aussi les médecins regardent-ils la putréfaction comme le seul signe certain de la mort, et cependant elle précède toujours la corruption. La privation de la vie est donc une condition essentielle à l'établissement de la corruption; conséquemment M. Leroy commet une grave erreur en disant que c'est la corruption qui termine l'existence de tous les êtres.

MONTFORT. — Cependant il met en avant que cette vérité fondamentale est inattaquable ; quand on craint l'examen, on a toujours soin de montrer beaucoup d'aplomb et de faire ronfler de grandes expressions ; tout cela étourdit le lecteur, il n'ose pour ainsi dire refuser son assentiment : il est plus fin que ceux qu'il attrape, votre chirurgien. Mais voici bien une autre fête. M. Leroy fait faire la guerre entre deux puissances ennemies : le corps humain est converti en champ de bataille. Écoutez le généralissime faisant son rapport à l'issue du combat. « Le principe de la vie qui est bon par son essence ne renferme point en soi la cause de sa destruction ; ce principe et cette cause sont concentrés dans le même corps, et de leur concentration est résulté un point de contact sans cesse *militant* pour que l'un fût atteint par l'autre, et que l'agent de destruction usât ou brisât les ressorts de la vie. C'est ainsi que tout individu finit par cesser de vivre. » (Chap. Ier, sect. Ire.)

Voilà les deux champions en présence; M. Leroy donne le signal du combat, et aussitôt le cliquetis des armes se fait entendre, guerre à mort ! Ils se sont jurés une haine éternelle, il faut que l'un des deux périsse; le fameux germe est-il le plus fort, le principe vital est enfoncé; quelquefois cependant ce principe vital déploie une telle vaillance que pendant cent ans il a le dessus sur son terrible adversaire, mais il finit toujours par se laisser terrasser. Si vous voulez savoir pourquoi la victoire reste quelquefois un siècle incertaine, M. Leroy peut encore vous satisfaire; écoutez-le, car il faut que je cite, moi aussi. « Certains individus naissent avec une plus forte portion de corruptibilité que d'autres, et ce sont ceux-ci qui sont le plus exposés aux atteintes de la maladie; ils vivent rarement jusqu'à un âge avancé, à moins que leur constitution ne s'améliore dans le cours de leur carrière. Certains autres naissent vraiment dans un état d'exception qu'on pourrait appeler privilége : une santé constante est leur apanage, à leur égard la cause de la destruction (le germe) emploie cent ans et plus pour produire son effet. » Ainsi le savant écrivain, la balance en main, ayant pesé tous les germes pas-

sés, présens et futurs, nous déclare que déduc-
tion faite de l'inégalité des plateaux ; il a trouvé des
gros , des moyens et des petits germes ; les gros
germes sont les plus malins, le principe vital n'est
pas de taille à se défendre , mais pour les petits il
vous les sabre au plus brave, il les tient de si court
qu'ils ne peuvent pas bouger quelquefois pendant
cent ans.

Purgoni. — Vous m'impatientez, M. le maire,
avec votre méthode de tout ridiculiser ; vous autres
Français vous croyez avoir tout fait, et vous chantez victoire quand vous pouvez mettre les rieurs de
votre côté ; à mon sens, cela ne suffit pas, le ridicule perd un homme en France, votre Bérard l'a
bien prouvé; moi, je veux que l'on démontre les
torts. Ce point de conctact sans cesse *militant* que
l'auteur établit entre le principe vital et le germe
de corruption n'est pas si dénué de raison que vous
avez l'air de le croire.

Montfort. — Il y a des gens qu'on ne doit attaquer qu'avec l'arme du ridicule ; réfuter M. Leroy
autrement, ce serait vouloir se rendre ridicule soi-
même.

Le Comte. — Parlons sérieusement, M. Purgoni,
savez-vous que votre maître est Manichéen?

Purgoni. —Manichéen ? Qu'est-ce cela veut dire,
Manichéen ?

MONTFORT. — Ce doit être un fameux purgatif !

LE COMTE. — La farce n'est pas mauvaise, M. le
Maire prend un homme pour un purgatif. C'est à peu
près comme, en critiquant la Bible, M. de Voltaire,
qui prit un hibou (*nictycorax*) pour un général
d'armée.

LE CURÉ. — Les Manichéens soutiennent que
l'homme vit sous l'influence d'un bon et d'un mauvais principe. L'Église a condamné cette doctrine
qui anéantit Dieu.

MONTFORT. — Bon. Voilà le chirurgien-consultant excommunié, il ne lui manquait plus que
cela.

LE COMTE. — Pourriez-vous me dire, M. Purgoni, pourquoi le germe de corruption ne se développe pas toutes les fois qu'il est soumis à l'action des causes occasionnelles dont parle M. Leroy
au chap. 4°? pourquoi surtout il se développe chez
certains enfans qui meurent dans le sein de leur
mère, bien qu'ils ne reçoivent pas l'influence de ces
mêmes causes occasionnelles.

PURGONI. — « Pour différer dans sa marche, dit
M. Leroy, cette cause de la mort des êtres ne change
pas de nature ; elle est sûrement toujours la même,
ou telle qu'elle s'est établie dans le premier homme
et quelle se transmet. » (Chap. 1er.)

MONTFORT. — Voilà un établissement auquel

M. le Comte va apporter empêchement, et ce ne sera ni par malice ni sans cause.

Le Comte.— C'est précisément parce qu'elle ne change pas de nature que sa marche devrait être uniforme, puisque d'un côté le germe de corruption tend essentiellement à se développer, et que de l'autre il se développe, dit l'auteur, sous l'influence des causes occasionnelles, chaque fois qu'il est soumis à leur action ; il ne devrait jamais manquer de prendre son développement, car il n'y a pas de raison pour qu'il se laisse influencer aujourd'hui, puisqu'il s'est montré impassible hier à la même action corruptrice. C'est trop insister sur une matière absurde et ridicule, et dont aucun homme de bon sens ne peut être la dupe ; mais puisque nous avons tant fait, je demanderai à M. Purgoni à quelle époque le germe de corruption s'est établi dans le premier homme ; est-ce à l'instant de sa création ou après son péché ?

Purgoni. — Sans le dire positivement, l'auteur de la méthode laisse entrevoir que ce fut après sa chute, comme on peut s'en convaincre par le premier passage que je vous ai cité.

Le Comte. — L'on voit le contraire dans la cinquième édition. Voici comme il s'exprime : « C'est parce que le Créateur a répandu, dans la composition du premier homme sorti de ses mains, un germe de corruption et de corruptibilité transmissibles comme le principe de la vie, qu'aucun être créé n'est éternel. » (Chap. 1er. page 2.)

Il est certain que, d'après ce passage, M. Leroy pensait que c'était en *composant* le premier homme, ou mieux en le créant, que Dieu lui avait donné le germe de corruption ; mais comme on n'aura pas manqué de lui faire remarquer qu'Adam était créé immortel, conséquemment on ne pouvait pas dire que le Créateur avait répandu dans sa *composition* un germe pour limiter son existence , il a corrigé cette erreur dans ses éditions postérieures , et il a jugé à propos de faire opérer cette *infusion meurtrière* au moment de la faute de nos premiers parens : cela seul suffit pour vous faire voir combien il parle peu pertinemment. Mais accordons à l'auteur que l'introduction du germe ne remonte qu'à la faute d'Adam, l'embarras redouble, ou plutôt au lieu d'un seul il s'en présente dix. Où a-t-il vu que Dieu inocula à Adam un germe matériel de corruption ? nous lisons dans la bible que le créateur lui défendit *sous peine de mort* , ainsi qu'à sa femme , de manger d'un certain fruit, et qu'après la violation de ce précepte, il dit à Ève : Tu enfanteras dans la douleur, et à Adam tu : mangeras ton pain à la sueur de ton front ; mais il n'est dit nulle part qu'il leur introduisit un germe pour limiter leur existence. Comment, par quelle voie l'a-t-il introduit ?

Montfort. — Docteur, dites à M. le Comte que

ce fut par l'oreille d'Ève ; les suaves paroles du rusé serpent lui chatouillèrent si agréablement le nerf acoustique, que la friande croqua la pomme ; au besoin vous pouvez citer la Genèse qui dit que la mort entra par les oreilles d'Ève ; ainsi, ce n'est pas le bon Dieu qui a mis en nous le germe de corruption, c'est Belzébut.

Le Comte. — Pour couper court, enveloppons M. Leroy dans ses propres filets ; voici ce qu'il dit (chap. 1er, 5e édition) : « Rien n'existe avec deux caractères, en ce sens que ce qui est bon et ce qui est mauvais sont séparés comme ils diffèrent de nature. »

Montfort. — Quel dommage que cet homme-là vieillisse ! Comme il vous tournait bien une phrase dans son temps ! Quelle harmonie, quelle précision de style !

Purgoni. — La dernière édition est bien mieux : quoiqu'il ne se soit jamais donné la peine de soigner sa diction, il a voulu que son livre devînt populaire ; car il lui eût été facile de faire de chaque phrase un chef-d'œuvre. C'est ce qu'il répondit lui-même à un de ses *ramenés* qui eut l'impertinence de lui reprocher la trop grande simplicité de son style. Écoutez le même passage dans la dernière édition, et puis la manière de lire fait beaucoup : « Rien n'existe et ne peut exister avec deux caractères opposés ; ce qui est bon est essentiellement tel, et ce qui est mauvais conserve sa nature, de manière à n'admettre aucune espèce d'alliage, ni de mélange avec ce qui est bon : le principe de la vie qui est bon par son essence ne renferme donc point en soi la cause de sa propre destruction. »

Le Comte. — Ainsi, au résumé, le principe vital est essentiellement bon, et le germe de corruption essentiellement mauvais. Savez-vous, Messieurs, que ce langage n'est rien moins qu'hérétique.

Purgoni. — Hérétique !

Le Comte.—Oui, Monsieur, hérétique. Assuré-ment, celui qui dit que Dieu a créé une chose essentiellement mauvaise est hérétique : or M. Leroy ose avancer que le Créateur a répandu dans la composition du premier homme un germe essentielle-ment mauvais, donc il est hérétique ; voilà où abou-tit son beau système.

Montfort. — Cette fois, M. le Curé, je n'y tiens plus pour vous, et j'ai bien peur que les foudres du Vatican viennent à éclater sur votre tête.

Le Curé. — Il ne faudrait pas, ce me semble, urger les conséquences comme vous le faites, et nous jeter dans la théologie à propos de méde-cine.

Le Comte. — Pourquoi alors donner des déci-sions sur des matières qu'il ne connaît pas? C'est au moins une très grande témérité.

Le Curé. — Mon cher Docteur, nous ne sommes pas fort heureux dans le début de cette critique ; si cela ne change pas de note par la suite, M. le Comte nous donnera bien du fil à retordre ; mais j'espère que nous prendrons notre revanche.

Purgoni. — J'y compte au moins en dépit de toutes ces préventions.

Le Comte. — Je voudrais bien savoir encore pourquoi l'auteur de la méthode place son germe dans les humeurs plutôt que dans les solides, car nous sommes composés de solides aussi.

Purgoni. — M. Leroy dit que c'est parce que les humeurs sont plus corruptibles que les solides.

Le Comte. — Précisément il fait un cercle vicieux, car il dit aussi que les humeurs sont plus corruptibles, par la raison que c'est en elles que repose le germe de corruption (chap. 1er). Si je fais toutes ces observations, ce n'est pas pour vous prouver qu'il n'y a point en nous de germe de corruption, vous savez à quoi vous en tenir, mais c'est pour vous montrer qu'à chaque instant M. Leroy est en contradiction avec lui-même.

Montfort. — Et les animaux ont donc aussi un germe de corruption, puisqu'ils sont malades et qu'ils meurent ?

Purgoni. — Je ne suis pas vétérinaire ; je ne m'occupe pas des maladies des bêtes.

Montfort. — C'est peut-être un tort que vous avez : on cite dans la brochure bon nombre de dindes et de dindons parfaitement guéris par la méthode curative. Il y a aussi une vache qui s'en est bien trouvée, sans parler des chiens, des chats et compagnie dont la brochure cite avec emphase les cures radicales.

Purgoni.— Cela vous prouve que ce remède est applicable à toute espèce de maladies, quel que soit le sujet qui en est atteint.

Le Comte. — Le germe de corruption dont parle M. Leroy n'est autre chose, comme nous l'avons déjà dit, que l'aptitude que nous avons à contracter des maladies; aptitude qui vient de ce que l'homme en péchant a perdu l'empire que Dieu lui avait donné sur toutes les créatures animées et inanimées. Roi de la terre, l'homme commandait aux animaux, et défiait les élémens, qui ne pouvaient exercer sur son corps aucune impression nuisible, ni même désagréable : par sa chute il a perdu ce beau privilége ; il s'est trouvé en butte à la dent meurtrière des animaux et à l'influence morbifique des élémens et des lois physiques. La nature entière ayant été bouleversée, l'homme a été, pour ainsi dire, transporté sur une terre et dans un climat qui ne semblent pas faits pour lui, parce qu'ils ne se trouvent plus en harmonie avec sa constitution primordiale : aussi le corps humain, cette

machine admirable formée pour être immortelle,
lutte sans relâche contre les élémens, contre les lois
physiques et chimiques ; il ne semble céder qu'à la
force : voyez, lorsqu'il s'est introduit dans l'économie quelque substance délétère, quelque principe
morbide, voyez quels efforts fait la nature pour l'é-
liminer, pour l'expulser et réparer les pertes qu'elle
a pu faire. A mesure que les causes morbifiques se
sont multipliées, le nombre des maladies s'est accru,
et la vie s'est abrégée. D'où vient la longévité des
hommes antédiluviens, de ces patriarches vigou-
reux qui bravaient les siècles et soutenaient une
lutte de huit ou neuf cents ans, si ce n'est que le
corps humain, plus neuf, pour ainsi parler, plus
près de la création, opposait une force plus active et
une résistance plus grande à tous les agens de troubles et de destruction ? Ne sait-on pas aussi que les
intempéries des saisons, les révolutions atmosphéri-
ques, qui ont suivi le déluge, contribuent beaucoup
au développement des maladies ? Qui sait même si
l'homme ne doit pas un grand nombre de ses souffrances aux alimens gras, à la viande dont on ne faisait point usage avant le déluge ? Ce qu'il y a de sûr,
c'est que les excès detable contribuent singulièrement à la détermination de beaucoup de maladies,
l'homme sobre et qui ne fait pas d'excès en aucun
genre, se porte toujours mieux, tout étant égal d'ailleurs, que celui qui abuse des dons de la création.

Montfort. — Je ne suis pas de cet avis-là ; la viande me fera vivre 20 ans de plus.

Le Curé.—Je pense comme vous, M. le Comte ; cette explication est infiniment plus raisonnable que l'hypothèse de M. Leroy. Mais l'horloge nous donne le signal du départ ; adieu, M. le Comte.

SIXIÈME ENTRETIEN.

MONTFORT. — Bon, M. le Comte s'occupe de la *Médecine curative*, j'espère que ça va encore marcher ce soir.

LE COMTE. — J'y travaille un peu chaque jour, non pas par forme de récréation, la lecture en est accablante, mais pour m'acquitter de la promesse que j'ai faite à M. le Curé. J'ai la vieille habitude de prendre des notes lorsque je lis un ouvrage, pour aider ma mémoire : c'est encore ce que je fais en lisant cette brochure. Cette marche me paraît nécessaire, tant pour abréger le travail qu'afin de pouvoir mieux apprécier cet ouvrage qui fourmille d'erreurs. Comme il est presque impossible de les relever toutes, à moins d'avoir la patience de réfuter, non-seulement chaque chapitre, chaque section, chaque page, mais chaque phrase, pour ainsi dire, j'ai pris le parti de marquer les plus considérables, celles qui me paraissent plus opposées à la raison, à la physiologie, à l'anatomie, à la pathologie, etc., et qui, par conséquent, sont plus préjudiciables à l'humanité. Mais pour vous faire plus visiblement sentir les grossières bévues dans lesquelles est tombé le chirurgien-consultant, j'éprouve le besoin de vous expliquer, en peu de mots, nos principaux organes et leurs fonctions.

LE CURÉ. — J'entendrai ce détail avec d'autant plus de plaisir, que depuis fort long-temps j'ai le désir de connaître la structure de l'homme et la manière dont s'entretient son admirable mécanisme. Je me suis même aperçu bien des fois, dans l'exercice de mon ministère, que nous étions trop étrangers aux sciences médicales, spécialement à la physiologie, et que nous pourrions y trouver la solution d'une foule de difficultés.

PURGONI. — Il n'est rien en effet de plus curieux que la connaissance du corps humain ; cela plaît à tout le monde, et M. Leroy s'entend parfaitement en cette partie.

LE COMTE. — L'étude de l'anatomie surtout est d'autant plus satisfaisante, que c'est une science positive, et qu'on est sûr de la vérité, puisqu'elle est basée sur des faits matériels et palpables : aussi j'en fais mes délices.

Tout le monde sait que le corps humain est composé de parties solides et de parties fluides. Les parties solides sont : l'os, le cartilage, le muscle, le ligament, le vaisseau, le nerf, le ganglion, le follicule, la glande, la membrane, le tissu cellulaire et le viscère. Les parties fluides sont ce qu'on appelle les humeurs. Les principales sont : le chyme, le chyle, la lymphe, le sang veineux, le sang arté-riel, la sérosité, la graisse, la moelle, le mucus, la transpiration, la sueur, l'humeur sébacée, le cérumen, les larmes, la salive, le suc pancréatique, la bile, l'urine, le sperme et le lait.

Le Curé. — Vous piquez singulièrement ma curiosité, M. le Comte; comment se forment les humeurs?

Le Comte. — C'est ce que nous allons voir dans la suite. Comme toutes les parties qui composent le corps humain, soit solides, soit fluides, sont formées et entretenues par l'assimilation de la matière nu-tritive à nos organes, qui s'en emparent et se l'ap-proprient, nous allons commencer par la digestion et par les organes qui l'opèrent.

L'appareil digestif consiste en un long canal qui s'étend depuis la bouche jusqu'à l'anus. Cet appa-reil se compose de la bouche, du pharynx, de l'œsophage, de l'estomac, des intestins grêles et des gros intestins; sa longueur est de 5 à 6 fois celle de tout le corps. Ce long tube digestif est formé par trois membranes : l'une musculeuse, et que l'on peut considérer comme un long muscle creux qui se prolonge de la bouche à l'anus; une autre muqueuse, qui tapisse les parois du canal; et une troisième séreuse qui s'ajoute accidentellement à l'extérieur des deux autres.

Les alimens introduits dans la bouche y subissent ce que les physiologistes appellent la mastication. En même temps qu'ils y sont broyés par les dents, leur présence irrite, réveille les glandes salivaires, placées au voisinage de la bouche, qui se gonflent et sécrètent une grande quantité de salive. On évalue à six onces environ la salive sécrétée pendant un repas d'une demi-heure.

MONTFORT. — C'est surtout lorsqu'on mange quelque chose d'âcre que cela stimule joliment les glandes dont vous parlez ; l'idée seule de ces mets suffit pour faire abonder la salive.

LE COMTE. — Lors donc que les alimens ont été bien broyés, bien imprégnés de salive, bien triturés dans la bouche, la langue les pousse dans le pharynx qui présente complaisamment son ouverture. Voyez, Messieurs, comme l'auteur de cette machine admirable a tout disposé convenablement. Le bol alimentaire, pour se rendre dans le pharynx, passe sur la glotte, qui est l'orifice de la voie aérienne ; il se serait tout naturellement enfilé par là et aurait causé les plus graves accidens ; mais cette ouverture, naturellement béante, se ferme par le resserrement de ses côtés, au moment même de la déglutition, pour empêcher les alimens de s'y introduire. Ce n'était pas encore assez ; l'épiglotte, espèce de petite soupape taillée en forme d'une feuille de pourpier et placée au bord de la glotte, s'applique sur

le passage aérien, le ferme hermétiquement et ser
comme de pont aux alimens qui glissent facilement
dessus.

Le Curé. — Quel admirable mécanisme! Comme
Dieu se montre grand et sage dans toutes ses œuvres !

Purgoni. — Vous verrez d'autres choses bien
plus surprenantes.

Montfort. — Cela me plaît singulièrement, à
moi.

Le Comte. — Il n'est point de machine comparable au corps humain; rien n'est plus compliqué
et rien n'a plus d'ensemble. Je disais donc que le
bol alimentaire, une fois introduit dans le pharynx,
se trouve pressé par les contractions péristaltiques
de ce dernier, et poussé dans l'œsophage, qui se
contracte à son tour et le fait descendre dans l'estomac. Ce glissement est d'autant plus facile, que
des mucosités sécrétées en grande abondance par la
membrane muqueuse, que nous avons dit tapisser
l'intérieur du tube digestif, lubréfient les parois de
ce canal. Les alimens s'accumulent graduellement
dans la capacité de l'estomac, et alors....

Le Curé. — Pardon, M. le Comte, si je vous
interromps; voudriez-vous m'expliquer la forme
de l'estomac? je n'en ai pas une idée claire.

Le Comte. — Vous faites très-bien, M. le Curé,
de m'arrêter à cette question; j'oubliais de vous en

parler. L'estomac est une espèce de sac en forme de cornemuse.

Montfort. — Oh! je connais cela, moi; c'est un instrument très commun dans le midi, et je me rappelle avoir dansé bien des *bourrées* à ses sons criards, mais véritablement entraînans. Il me semble encore voir une foule de bons montagnards sauter gaiement, se croiser dans tous les sens, se poursuivre et s'éviter avec une agilité incroyable, lorsque la musette ou la cornemuse les mettait en train. C'est une danse de caractère bien plus intéressante que notre sotte contredanse pendant laquelle on promène son inutilité les uns vis-à-vis des autres. Ces *bourrées* me rappelaient le *boléro* et le *fandango* d'Espagne...

Le Comte. —Vous êtes impayable, M. le Maire; à propos d'anatomie, vous nous faites une dissertation sur la danse, sans respect pour M. le Curé... Pour remplir la cornemuse dont vous parlez et que j'ai aussi bien des fois entendue sur les Alpes et dans les Pyrénées, il ne faut que du vent; pour la nôtre il faut quelque chose de mieux.

Je disais donc que la forme de l'estomac est à peu près celle de la cornemuse. Il est placé presque transversalement au-dessus de l'abdomen, entre le foie et la rate. Il est composé, comme tout le canal digestif, par les trois membranes dont nous avons parlé : ce n'est autre chose qu'un élargissement formé aux dépens de ces trois membranes. Les alimens, reçus dans l'estomac, stimulent par leur présence la muqueuse qui en tapisse les parois, provoquent et déterminent des contractions qui transforment cet organe en un centre de fluxion vers lequel les humeurs affluent de tous côtés. Le mélange de ces humeurs, tels que les sucs gastriques, la salive que l'on avale continuellement, même en dormant, les mucosités sécrétées par la membrane muqueuse de l'estomac, etc., arrêtent et corrigent par leur propriété antiseptique la dégénérescence putride des alimens, en s'incorporant et se combinant intimement avec eux. Pendant le travail de la digestion, la chaleur se concentre en quelque sorte à l'épigastre, les fibres musculaires de l'estomac exercent une action douce et péristaltique, pressent en tous sens les alimens, qui, réduits à l'état d'une pâte grise, homogène, que les physiologistes appellent chyme, se présentent à l'ouverture du premier intestin, nommée pylore, et qui tient l'estomac fermé par le bas. Lorsque le pylore est affecté d'une certaine manière, et que, par le contact, il les trouve suffisamment préparés, il s'ouvre et les laisse passer ; mais quand ils ne lui paraissent pas assez élaborés, il les repousse et ils sont soumis de nouveau à l'action péristaltique de l'estomac : c'est à cause de cette espèce de discernement incompréhensible qu'on l'a nommé le portier de l'estomac, comme l'indique le mot pylore.

Le Curé. — Quel étonnant phénomène, Messieurs ! Réellement je n'avais jamais pensé qu'il se passât en moi des choses si admirables.

Montfort. — C'est singulier ! L'estomac est donc une espèce d'alambic vivant ?

Le Comte. — En effet tout s'y passe par des procédés et avec des combinaisons qui étonnent et ravissent d'admiration, quand on les analyse. Comment se fait-il qu'un peu de matière obtienne de soi-même, et sans aucune coopération de notre intelligence, des résultats auxquels toutes les sciences, toutes les connaissances humaines ne sauraient arriver ? On cherche des prodiges bien loin, tandis qu'il s'en opère continuellement en nous-mêmes. Voyez ce qui se passe dans l'intestin qui fait suite à l'estomac et que les anatomistes appellent le *duodénum*. Les changemens que le bol alimentaire y subit sont encore plus surprenans et plus considérables que ceux qui se sont opérés dans l'estomac. Le suc pancréatique et la bile, qui y sont versés, exercent leur action sur la pâte chymeuse, qui finit par se diviser en deux parties, l'une chyleuse ou nutritive, liquide, légèrement visqueuse, et semblable à du lait dans lequel on aurait délayé une très petite quantité de farine, l'autre excrémentitielle, qui est le résidu, le marc des alimens.

Un nombre prodigieux de petits canaux, nommés vaisseaux chylifères, qui naissent surtout de
l'intestin duodénum, et en bien moins grande
quantité des autres intestins, pompent le chyle, le
charient dans un canal formé par la réunion des
vaisseaux chylifères et qu'on nomme canal thora-
cique, qui lui-même le verse dans le réservoir dit
de Pecquet ; de là il passe dans la veine sous-clavière gauche, où il se mêle imparfaitement avec le
sang. La partie excrémentitielle descend progressivement à l'extrémité du tube intestinal ; elle s'arrête
de fois à autre dans ce trajet pour donner aux vaisseaux absorbans, qui deviennent de plus en plus
rares, le temps de sucer le peu de chyle qui s'y
trouve encore, et finit par s'évacuer sous le nom
d'excrétions alvines.

Montfort. — J'entends.

Purgoni. — M. le Comte, est-ce que les alimens
ne se divisent pas en trois parties dans le duodénum ? M. Leroy le dit positivement dans son premier chapitre ; d'ailleurs je crois avoir lu cela dans
la Physiologie.

Le Comte. — Votre chirurgien n'y est plus,
M. Purgoni ; la division de la pâte alimentaire en
chyle et en résidu est un fait matériel, un fait certain, avoué par tous les savans et fondé sur une
foule d'expériences. Il a mal choisi sa matière pour

établir son paradoxe ; tout le monde peut en vérifier la fausseté.

Purgoni. — Au reste cela ne tire pas à conséquence ; que les alimens soient divisés en deux parties ou en trois, peu importe.

Montfort. — De même qu'il est tout-à-fait in-
différent qu'on ait deux ou trois bras, deux ou trois
jambes... C'est une petite distraction de l'homme de
Chante-Coq ; d'ailleurs c'est pour le peuple qu'il écrit.

Le Comte. — Qu'on écrive pour le peuple ou pour
les gens instruits, on n'est jamais dispensé de dire
les choses comme elles sont. Cette erreur, qui au
premier coup-d'œil ne paraît rien, mérite pourtant
un petit examen. Nous allons lire ce passage qui
se trouve chap. 1er, sect. 1re.

« La deuxième partie des alimens, trop grossière
pour être convertie en chyle, forme, de sa première
portion, la bile, le flegme, le fluide humoral, et
de la deuxième il résulte une matière visqueuse ou
la glaire, etc. »

« La troisième partie des alimens, résidu de la
digestion, etc. » Je ne parle pas de l'erreur grossière où tombe M. Leroy sur la formation de la
bile, etc.; nous allons la signaler en parlant du foie :
je ne combats ici que la division tripartite des alimens. Je remarquerai d'abord que cette troisième
partie se rencontre là d'autant plus à propos pour
la méthode curative, qu'elle se trouve en harmonie

avec la croyance du peuple, qui, dans sa simplicité, pense que la bile se forme dans l'estomac et
dans les intestins. Cependant je suis loin de dire
que l'auteur ait voulu sacrifier la vérité à son opinion ; il est plus charitable de présumer qu'il s'est
trompé bien involontairement : l'ignorance n'est
pas un crime, tandis que le mensonge est le plus
bas des vices.

Le Curé. — Oh, assurément il est dans la bonne
foi ; je le crois consciencieux.

Montfort. — Envisagez cette erreur dans le sens
que vous voudrez, il n'en est pas moins vrai qu'elle
ne peut qu'être très malencontreuse pour le chirurgien-consultant. En effet, ou il l'a émise par ignorance, ou avec dessein ; dans le premier cas il est
indigne de la confiance publique, parce que c'est
un aveugle qui conduit d'autres aveugles; dans le
dernier il la mérite encore moins, parce qu'il ment
à sa conscience et à ses lecteurs. Lequel choisissez-
vous, Docteur ?

Purgoni. — Ni l'un ni l'autre ; car il n'est pas
encore prouvé que ce soit une erreur ; et quand c'en
serait une, il a pu être trompé par..... .

Montfort. — Si elle n'était pas si longue, on
pourrait peut-être dire que c'est une faute d'impression ; mais pas moyen de....

Le Comte.—Ce qu'il y a de sûr, c'est que cette erreur saute aux yeux de tout le monde ; car ou cette

troisième partie des alimens est convertie en chyle, ou
elle ne l'est pas ; si elle est convertie en chyle, elle est
portée par les vaisseaux chylifères dans le torrent
de la circulation, comme nous l'avons dit ; si elle
n'est pas convertie en chyle, comme l'affirme M. Leroy, elle reste dans le duodénum où elle est trans-
formée en bile, en flegme, etc.

Purgoni. — Eh, qui a dit que ce n'était pas dans
le duodénum, que se fabriquait la bile, le flegme,
le fluide humoral et la glaire ?

Le Comte. — En seriez-vous encore là, Doc-
deur ? Quoi ? un médecin pourrait ignorer que c'est
le foie qui sécrète la bile ? Vous faites taire votre
science et votre croyance pour soutenir votre maître qui se trompe ; vous poussez trop loin l'amitié
et la vénération.

Purgoni. — C'est vrai, M. le Comte, votre réponse est pour moi un trait de lumière : je me rappelle avoir vu cela dans la Physiologie. Que voulez-
vous, j'aime tant la méthode curative, que je m'en
rapporte entièrement à sa doctrine, sans songer
même à ce que j'ai étudié dans les autres auteurs.
Je suis surpris cependant que M. Leroy se soit
trompé là-dessus ; car il est profondément versé
dans cette science.

Monfort. — Il y parait.

Le Curé. — C'est le cas de dire : *Quandoque
bonus dormitat Homerus.*

Le Comte. — Nous aurons occasion de revenir sur cette erreur en parlant du foie, et nous examinerons les conséquences que M. Leroy en tire pour sa méthode : revenons à l'anatomie et à la physiologie. Nous sommes arrivés au phénomène le plus admirable que l'on puisse concevoir, et rien n'est comparable au beau mécanisme de la circulation, qu'on pourrait appeler le chef-d'œuvre de l'organisme animal.

Le cœur, qui joue le plus grand rôle dans ce beau jeu de la machine humaine, est un muscle creux à peu près de la grosseur du poing ; il est placé entre les deux poumons et enfermé seul dans une membrane qu'on nomme le péricarde. Il a quatre cavités : deux supérieures, plus petites, occupent la base de l'organe et portent le nom d'oreillettes ; et les deux autres, plus grandes, inférieures, situées dans toute son épaisseur, s'appellent ventricules. Il y a une oreillette et un ventricule de chaque côté, qui communiquent ensemble. Pour vous en donner une idée encore plus nette, on peut considérer le cœur comme formé de deux parties adossées, l'une droite, qui reçoit le sang veineux, et l'autre gauche, qui reçoit le sang artériel. Ainsi, le chyle, que nous avons dit se mêler au sang dans la veine sous-clavière gauche, est apporté avec lui par les deux veines-caves dans l'oreillette droite du cœur. Irritée par la présence de ce fluide qui la distend , cette oreillette se contracte et le pousse dans le ventricule droit par une large ouverture, au moyen de laquelle elle communique avec ce ventricule. Après s'être ainsi débarrassée du sang qui la remplit, l'oreillette se relâche et se laisse dilater par un nouveau fluide qu'apportent sans cesse les veines qui s'y dégorgent. Cependant le ventricule droit, rempli par le sang qu'y a poussé l'oreillette, se contracte à son tour sur le liquide dont la présence stimule ses parois, et tend d'une part à le renvoyer dans l'oreillette et de l'autre à le pousser dans l'artère pulmonaire. Pour empêcher ce reflux dans l'oreillette, la nature a eu soin de disposer une valvule, nommée tricuspide, de manière que le sang, en entrant de l'oreillette dans le ventricule, pousse et soulève cette espèce de petite trappe fixée au haut de l'ouverture, et, une fois le flot entré, celle-ci retombe, poussée dans un sens opposé par le sang agité dans le ventricule. Le fluide, pressé par les contractions redoublées du ventricule, se rend par l'artère pulmonaire dans les poumons ; ceux-ci sont renfermés dans les deux cavités de la poitrine, qu'ils remplissent exactement, et sont séparés par une membrane nommée médiastin et le cœur, et distingués en droit et en gauche. Le volume du poumon droit est plus grand que le gauche, afin que celui-ci ne soit pas gêné par le cœur et ne le gêne pas lui-même. La couleur des poumons est d'un fauve pâle, tirant sur le blanc ou le gris, interrompue par de petites taches bleuâtres, noires ou brunes, irrégulièrement disséminées. Les poumons sont mous, spongieux, très flexibles, élastiques, crépitans au toucher, et pourraient être comparés à une éponge. Le sang, chassé dans les poumons par les contractions du ventricule droit, traverse leur tissu en parcourant toutes les divisions des vaisseaux pulmonaires et passe des artères dans les veines de ce nom. Pendant qu'il parcourt ce trajet sinueux, il est soumis à l'action de l'air que nous respirons. Chaque fois que la poitrine se dilate dans un homme adulte, il entre dans les poumons de 3o à 4o pouces cubes d'air atmosphérique composé, lorsqu'il est dans son état de pureté d'environ 79 parties d'azote et de 2 1 parties d'oxygène. C'est cet oxygène qui donne au sang la couleur rouge vermeil qui nous fait distinguer le sang artériel du veineux qui est plus noir. C'est dans les poumons, c'est par le gaz oxygène qu'il est vivifié, pour ainsi dire, et qu'il acquiert les qualités propres à réparer les pertes que subit l'économie animale. Lorsqu'il est préparé d'une manière convenable, ce qui se fait avec une rapidité étonnante, quatre veines nommées pulmonaires le reçoivent et le portent dans l'oreillette gauche du cœur.

Purgon. — Autant que je puis me rappeler, M. le Comte, le sang est rapporté des poumons

dans l'oreillette gauche par une seule veine pulmonaire, comme aussi il a été d'abord versé dans
l'oreillette droite par la seule veine cave.

Le Comte. — Et depuis quand, s'il vous plaît,
a-t-on retranché les trois autres veines pulmonaires
et l'autre veine cave? Du temps que je disséquais on
les trouvait constamment toutes les six : à moins
donc que depuis ce temps-là les hommes...

Montfort. — Oh ! tout est changé maintenant ;
les hommes d'à-présent ne sont plus faits comme
ceux d'autrefois ; une nouvelle mode a tout boule-
versé.

Purgoni. — Vous avez beau plaisanter, M. le
Maire, il n'en est pas moins vrai que M. Leroy le
prouve démonstrativement ; je crois que c'est dans
le septième chapitre de sa méthode.

Montfort. — Voyons un peu comme sont tour-
nées les preuves du savant chirurgien, je n'en ai
pas encore vu de sa façon : la chose mérite attention.

Le Comte. — Mais, mon cher Monsieur, tout
le monde est d'accord là-dessus ; c'est encore un
fait matériel que l'on voit, que l'on palpe et que
j'ai vérifié cent fois ; tous les auteurs sont contre
lui. Je ne conçois pas comment M. Leroy ose s'a-
venturer de la sorte.

Montfort. — C'est que, voyez-vous, le chirurgien-consultant de Chante-Coq a autre chose à faire

que de marcher dans l'ornière où se tient le commun des médecins; il s'est imaginé qu'en composant
son livre il devait dire du nouveau pour se faire admirer et pour capter la bienveillance du peuple. Semblable à ces jeunes fashionables qui, pour sortir de
la ligne commune, s'habillent le plus bizarrement
possible, afin d'attirer les regards; M. Leroy aussi
semble avoir pris à tâche de ne point dire comme
les autres et d'amalgamer sa doctrine le plus bizarrement possible pour faire parler de lui. Eh bien !
M. Leroy, on en parlera, peut-être même plus que
vous ne voudrez; on en parlera tant que le sang
sera rapporté des poumons dans l'oreillette gauche
du cœur par les quatre veines pulmonaires. Mais
lisons (Chap. 7, Section 4.) : « Les vaisseaux veineux, considérablement multipliés, ainsi qu'ils sont
connus sous une infinité de dénominations, après
s'être nombre de fois réunis, forment enfin les deux
principales veines désignées sous les noms de veine
cave, veine pulmonaire : ces deux vaisseaux dé-
chargent le sang dans les oreillettes du cœur. Ce
muscle creux, le principal organe de la circulation,
par sa contraction et par le mouvement secondaire
de ses deux ventricules, chasse le sang dans les
deux troncs artériels nommés artère aorte, artère
pulmonaire. Ces troncs principaux distribuent le
sang à toutes les parties du corps, par les nombreuses subdivisions artérielles, jusqu'aux veines,

8.

avec lesquelles elles font jonction ; et ces derniers vaisseaux le rapportent au cœur, etc. » Et c'est cela que vous appelez prouver démonstrativement, Docteur ? Quelles preuves ! Souvenez-vous donc une fois pour toutes que M. Leroy a cru qu'il lui suffisait d'exposer ses opinions sans qu'il eût besoin de les étayer d'aucune preuve.

Le Comte. —Votre chirurgien, mon cher Docteur, a voulu simplifier l'anatomie comme il prétend simplifier la médecine pratique ; il sait qu'on adopte avec une sorte d'empressement tout système qui, en forçant la nature de se plier à nos caprices et de s'abaisser jusqu'à nos faibles conceptions, semble faciliter l'étude de la médecine, la ramène en apparence à un petit nombre d'idées claires et faciles à saisir, et qui permet de dévoiler à tous les yeux le mécanisme de nos fonctions, la nature intime, la cause prochaine des maladies et les mystères les plus impénétrables qui ont lieu dans l'économie animale. Mais, il faut en convenir, M. Leroy a manqué de prévoyance en voulant innover en anatomie ; l'erreur est par trop palpable : quatre grosses veines retranchées d'un trait de plume, cela paraît un peu fort. Cette erreur anatomique est suivie d'une erreur physiologique ; le chirurgien, dans le passage que l'on vient de citer, dit : *Le sang chassé par les contractions du cœur, et des ventricules dans les deux troncs artériels* nommés *artère aorte*, *artère pulmonaire*; il ajoute : *Ces troncs principaux distribuent le sang à toutes les parties du corps par les nombreuses subdivisions artérielles*, etc. Assurément M. Leroy ne parle pas en homme qui a fréquenté les salles de dissection. Une seule ouverture cadavérique aurait suffi pour lui faire reconnaître que l'aorte seul reçoit tout le sang artériel et le distribue à toutes les parties du corps par ses nombreuses ramifications; il aurait vu que l'artère pulmonaire ne porte point de sang artériel propre à la réparation de nos parties, et qu'elle ne distribue point non plus le sang veineux qu'elle contient dans toute l'économie, mais le porte seulement dans les poumons pour l'y faire oxygéner, et que de là ce sang, devenu artériel, passe dans l'oreillette et le ventricule gauche ; l'inspection cadavérique suffit pour s'en convaincre.

Purgoni. — Il est possible qu'il se soit trompé là-dessus ; mais au reste cela ne va pas loin, pas plus que la sécrétion de la bile ; que le sang soit distribué dans l'économie par deux artères ou par une, qu'il soit apporté des poumons par une veine ou par quatre, peu importe, la machine va son train.

Le Comte. — Vous croyez, M. Purgoni ; tout le monde ne pense pas comme vous ; cette erreur, toute insignifiante qu'elle vous paraisse, pourrait bien être assez défavorable à la médecine curative.

Purgoni. — En quoi donc, je vous prie, M. le Comte? quand M. Leroy se tromperait sur quelques points anatomiques et physiologiques, qu'est-ce que cela prouve contre sa méthode?

Le Comte.—Cela prouve qu'il faut y regarder à deux fois avec votre maître ; car s'il se trompe sur des faits matériels, évidens, que le plus ignare médicastre de village connaît, qu'un mince carabin de trois mois ne saurait ignorer, à plus forte raison peut-il se tromper sur une doctrine abstraite, purement hypothétique, et qu'il crée de toutes pièces. Vous serez forcé d'avouer que ces erreurs sont une assez mauvaise garantie de sa science en médecine. Maintenant surtout que l'anatomie et la physiologie sont cultivées avec soin, et qu'il est de bon ton dans la société de parler pertinemment de ces belles branches de la médecine, il est certain qu'un grand nombre de personnes ont éprouvé une impression bien défavorable contre tout ce qui sortira par la suite de la même plume, concernant les sciences médicales. On s'attend qu'un homme qui ne craint pas de se dire le restaurateur du monde médical, qui ne tend à rien moins qu'à renverser la vieille médecine hippocratique assise sur vingt siècles d'expérience ; on s'attend, dis-je, qu'un homme qui se dit chirurgien-consultant sache au moins la grosse anatomie, et ce n'est pas être trop exigeant, je pense. Mais ce n'est encore là que le prélude; nous verrons plus fort que cela.

Purgoni.—Malgré tout ce qu'on a dit, la médecine curative compte des milliers de partisans.

Montfort.—Et ce qui est bien plus positif, tout cela n'a pas empêché M. Leroy d'acquérir deux modestes millions de fortune.

Le Comte.—Que faut-il en conclure? que la médecine curative est admissible? Non, assurément; mais qu'il n'y a point d'erreur qui ne puisse être accueillie par des juges incompétens. Mais revenons à notre sujet. Nous disons donc que le sang oxygéné dans les poumons est versé par les quatre veines pulmonaires dans l'oreillette gauche du cœur; cette oreillette, stimulée par la présence du sang, se contracte sur ce liquide, et le pousse dans le ventricule gauche. La contraction de ce ventricule, qui succède à celle de l'oreillette, pousse le sang dans l'aorte. Cette contraction du ventricule aurait fait refluer le sang dans l'oreillette; mais le Créateur a encore paré à cet inconvénient; une soupape, connue sous le nom de valvule mitrale, s'applique sur l'orifice de cette oreillette, la bouche après chaque contraction, et le fluide, pressé en tous sens, et trouvant de la résistance partout, se précipite par l'unique issue que lui présente l'aorte. Aussitôt que la contraction du ventricule gauche cesse, l'aorte entre en action et se contracte à son tour, stimulée par la présence du sang. Celui-ci, pressé de nouveau, refluerait dans le ventricule; mais tout-à-coup plusieurs valvules, nommées sig-moïdes, s'abaissent et lui présentent un obstacle insurmontable. Ces valvules servent de point d'ap-pui sur lequel s'exerce l'action de toutes les artères. On pourrait comparer le système artériel aortique à un arbre dont le tronc, figuré par l'aorte, ayant sa racine dans le ventricule gauche du cœur, étend au loin ses branches et envoie partout de nombreux rameaux. Le sang parcourt ces différentes bran-ches, ces différens rameaux répandus dans les diver-ses parties du corps; il en revient par les veines qui leur répondent, et dont les extrémités sont en jonction avec celles des artères. Elles le rapportent dans les deux veines caves, d'où il passe de nou-veau dans l'oreillette droite, etc.

MONTFORT. — Comment se fait-il, M. le Comte, que nous ressentons au même instant les battemens du cœur et ceux du pouls?

LE COMTE. — Les battemens du cœur nous pa-raissent isochrones à ceux des artères d'un certain calibre, parce que les colonnes du sang qui remplit ces vaisseaux sont toutes ébranlées à la fois par ce-lui qui est lancé par les contractions du ventricule, et que cette secousse, cet ébranlement se transmet dans un moment indivisible, de la même manière que la main placée à l'extrémité d'une longue poutre ressent les coups de marteau frappés à l'extrémité opposée de cette poutre; la vitesse avec laquelle le sang coule dans l'aorte n'est évaluée qu'à huit pouces environ par seconde. Toutefois, je dois vous dire que la succession des mouvemens des oreillettes et des ventricules, telle que je viens de l'établir, n'existe pas réellement ; je ne l'ai supposée que pour faciliter l'intelligence de ces phénomènes admirables. En effet, si l'on met à découvert le cœur d'un animal vivant, on voit que les deux oreillettes se contractent en même temps , et les deux ventricules aussi , de sorte que la contraction simultanée des deux oreillettes correspond à la dilatation simultanée des deux ventricules. Ainsi, dans un même instant , il y a toujours contraction des oreillettes et dilatation des ventricules; contraction des ventricules et dilatation des oreillettes , et ainsi de suite. Quel beau mécanisme, Messieurs ! Certainement dans les arts nous avons aujourd'hui des machines admirables ; les pompes à feu qui font mouvoir tant de métiers ; les machines hydrauliques qui exercent une si grande puissance , sont belles à voir sans doute , et étonneraient nos bons aïeux s'ils revenaient parmi nous. Mais que cela est loin des merveilles que le Très-Haut a placées au milieu de nous ! Rien n'est comparable à la circulation, et les machines hydrauliques dont elle a donné l'idée n'atteindront jamais sa perfection.

Le Curé. — En effet, l'art n'égalera jamais la nature ; les plus belles productions enfantées par l'esprit humain se ressentiront toujours de l'imperfection de leur auteur ; il n'y a que les œuvres du Créateur qui soient marquées au coin de la perfection.

Montfort. — Mais comment a-t-on pu s'assurer que tout cela se passe ainsi dans la digestion et dans la circulation, M. le Comte ?

Le Comte. — On a eu recours à divers procédés ; d'abord la texture, la forme, la disposition, les rapports des différens organes montrent que la digestion et la circulation se font de la manière que je viens de vous exposer ; ensuite on a ouvert des animaux vivans, et on a surpris, pour ainsi dire, la nature sur le fait. On a vu tous les organes, comme autant de manœuvres dans une vaste manufacture, pour me servir de la comparaison d'un chirurgien célèbre, d'où sortent des produits de toute espèce, employés les uns à apporter les alimens à d'autres chargés de les triturer, de les élaborer et de leur faire subir les changemens convenables ; les autres apportent de leur côté des sucs, des liquides divers que d'autres ont sécrétés, qui sont nécessaires pour la chimification et la chylification des alimens ; les autres épurent, perfectionnent les matières qui doivent plus tard être mises en œuvre ; d'autres enfin sont incessamment appliqués à séparer du sang

les matériaux propres à la fabrication des humeurs
et tout ce qui est trop hétérogène à notre nature pour s'identifier avec nos organes, s'assimiler
à leur propre substance, ou les nourrir. Ces divers
travaux se font avec une régularité, un ordre, un
ensemble qui ne trouvent point d'exemple dans les
ateliers les mieux tenus. Chaque organe est tout entier à sa besogne, fait ponctuellement son service,
répète des milliers de fois par heure, et à l'instant
assigné, l'opération dont il est chargé, ne se trompe
jamais, et concourt, sans le savoir, au mécanisme le
plus parfait que l'on puisse concevoir. Pourtant il
s'est trouvé des hommes assez insensés, assez fous
pour attribuer à un aveugle hasard ce bel enchaînement, cette coordination parfaite de nos organes et
de leurs fonctions. Non, il n'y eut jamais d'athées
qu'en pratique : l'existence de Dieu est une vérité
si lumineuse, si puissante, si nécessaire, que le plus
impie des hommes ne peut ni la fuir, ni la nier de
bonne foi. Elle brille malgré lui aux yeux de son
intelligence, elle se montre partout, elle le poursuit
partout et l'accable.

Le Curé. — Je l'ai toujours cru aussi, M. le
Comte; on se dit athée pour justifier ses œuvres,
afin de ne pas paraître inconséquent. On s'enveloppe
du manteau de je ne sais quelle philosophie, on
traite d'idiotisme et d'absurdité la croyance vulgaire,
et on se place gravement dans la catégorie des pré-

tendus esprits forts. On cherche à éblouir la multitude par des paradoxes à perte de vue, on prodigue les sophismes les plus subtils, et cela pour se
faire appeler *philosophe*. Ces brillantes déclamations peuvent bien en imposer à la multitude ; mais
l'homme qui a fréquenté le monde, qui connaît les
hommes et les choses, et qui scrute le cœur humain, reconnaît facilement que ces esprits forts men-
tent à leur conscience aussi bien qu'aux hommes.
S'ils n'avaient point de passions à satisfaire, ils ne
seraient point athées.

MONTFORT. — La plupart de ces messieurs là
sont athées et impies tant qu'ils n'ont point de revers. J'ai connu un officier qui se faisait le plus
crâne de toute l'armée, et qui disait souvent : « Bah,
le bon Dieu, le bon Dieu, il n'est plus question de
tout cela ; il n'y a plus que les bonnes femmes qui
aient conservé cette vieille routine de croire qu'il y
a des bon Dieu. Qui est-ce qui l'a vu, le bon Dieu ? »
Un jour ayant eu un démêlé avec un autre officier,
ils se rendirent sur le terrain pour vider la que-
relle : comme il avait plus de vanité que d'adresse,
quand il se vit nu en présence de son adversaire qui
conservait un sang-froid imperturbable, il pâlit : à son
air troublé, à son maintien agité, on voyait bien qu'il
était perdu. Tu trembles ! lui dit son adversaire d'un
ton de voix rauque et en serrant les dents ; allons lâche, en garde. Au bout de quelques secondes il tombe

percé, et son seul cri fut : ô mon Dieu ! ô mon Dieu ! Son adversaire lui dit en souriant : Tu ne te rappelles donc pas qu'il n'y en a plus. On l'emporta à l'hospice ; à peine y fut-il entré, qu'il demanda promptement un prêtre et se confessa.

LE COMTE. — Le danger est une pierre de touche qui ne manque jamais de décéler la conviction intime de l'homme , en fait de religion. Aussi, pas un impie n'entrevoit l'heure fatale sans frémir, au moins intérieurement, et la plupart ont, à ce moment terrible pour eux, des croyances tout-à-fait opposées à celles qu'ils avaient autrefois, ou plutôt ils ne peuvent plus dissimuler.

LE CURÉ. — Ceci est très-vrai : mais savez-vous, Messieurs, que dans un quart d'heure il sera demain ! Bonsoir, M. le Comte.

SEPTIÈME ENTRETIEN.

Le Curé.—Enfin, M. le Comte, arriverons-nous à la formation des humeurs? Il me tarde d'en connaître l'origine.

Le Comte. — Nous allons nous en occuper aujourd'hui, M. le Curé; cette question vient naturellement à la suite de celle de la circulation.

Si l'ancienneté d'une croyance devait la rendre respectable, nulle ne serait plus sacrée que celle qui attribue aux humeurs une nature malfaisante et morbifique; dans tous les temps le peuple a pensé que les humeurs causaient ses maladies; dans tous les temps on a cru qu'il suffisait d'avoir des humeurs pour être dans un état de souffrance; dans tous les temps enfin on s'est imaginé qu'il fallait expulser les humeurs pour se guérir. Ce serait mal connaître notre siècle, quoiqu'il fasse étalage de ses lumières, si on pensait que cette croyance est tombée en désuétude; tout ce qui se rattache à la santé, à la vie, tient au cœur humain par des raisons trop profondes et trop nombreuses pour en être arraché aisément. Les classes les plus élevées de la société ne sont pas moins assujetties au tribut qu'impose la crédulité que les plus simples paysans, et cette haine héréditaire contre les humeurs se rencontre dans nos salons aussi bien que dans les chaumières : le pire de tout cela, c'est qu'en tout temps aussi des médecins mercenaires, sacrifiant leur foi médicale à l'appât de l'argent, ont exploité honteusement cette disposition des esprits, et accrédité une erreur d'autant plus funeste que les praticiens les plus consommés ont besoin de tout l'ascendant de leur mérite et de leur expérience pour détromper leurs malades. Il est aisé de voir que les humeurs sont physiologiques, puisqu'elles sont aussi nécessaires, aussi indispensables à tous les corps organisés que les parties solides. Maintes expériences prouvent que les corps organisés et vivans se décomposent en entier dans l'espace d'environ huit années; il y a en nous, outre un grand nombre de mouvemens mécaniques, deux mouvemens universels et simultanés, dont l'un exécute la décomposition et l'autre la composition de notre être ; ces mouvemens s'accomplissent en vertu d'une force que les physiologistes nomment force vitale et qui donne à nos organes la faculté admirable de s'approprier les molécules nutritives et de se les identifier à mesure qu'il se détache de notre corps des molécules qui tendent sans cesse à l'affaiblir et à le détruire, ce qui a lieu pendant toute la durée de la vie. Celles-ci sont remplacées par de nouvelles molécules, dont l'assimilation fait croître notre être. Ces molécules devant pénétrer toute notre substance, elles ont dû revêtir l'état de fluides. Ce sont donc les humeurs qui entrent dans la composition et la décomposition de notre corps, conséquemment elles sont nécessaires, essentielles même à notre existence; le sang qui reçoit la partie nutritive des alimens est la source commune de toutes nos humeurs, non pas qu'elles existent dans ce liquide avec les propriétés qui les caractérisent, mais en ce sens qu'il fournit et charrie tous les matériaux qui entrent dans la composition des humeurs.

PURGONI.—Je suis de votre avis, M. le Comte, sur la nature des humeurs; toutefois je me permettrai de faire une petite observation. Lorsque la corruption ne s'y est pas déclarée, elles sont tout aussi naturelles que les solides, lisez M. Leroy, et vous verrez avec quelle sagacité il développe cet axiôme; mais vous venez d'avancer une chose qui demande un peu d'examen, vous prétendez que les humeurs n'existent pas dans le sang avec les propriétés qui les caractérisent, et que le sang ne fournit que les matériaux de ces humeurs. Cela est-il bien avéré, M. le Comte? il me semble au contraire qu'elles circulent toutes faites avec le sang, et que les organes qu'on nomme organes secrétoires ne font que les séparer d'avec le sang.

LE COMTE. — Ce singulier paradoxe devrait être
rangé dans la catégorie des mille et une erreurs qui
ne comportent pas de réfutation sérieuse et dont
l'exposé seul suffit pour en démontrer toute la futi-
lité et le ridicule ; mais comme, dès le commencement de cette critique, nous avons pris, comme on
dit, notre patience à deux mains, nous allons tâcher
de faire ressortir toute la bizarrerie de cette opinion.
Voici ce qu'on lit au chapitre 7ᵉ, sect. 5ᵉ : « Dans les
voies de la circulation il existe des humeurs qui
circulent avec le sang, et plusieurs viscères sont
préposés pour en faire la séparation ; les deux organes appelés reins font la séparation de certain
fluide d'avec le sang. Cette excrétion se porte par
les uretères dans la vessie, et de là au moyen de la
dilatation de son sphincter dans le canal de l'urètre,
et ce fluide s'écoule sous le nom d'urine.

Le foie, autre organe situé dans le côté droit de
l'abdomen, sépare la bile du sang par l'action qu'il
exerce. »

En rapprochant ce qui se lit au chap. 1ᵉʳ, sect. 1ʳᵉ :
« La seconde partie des alimens trop grossière pour
être changée en chyle, forme de la première portion la bile, le flegme, le fluide humoral, et de la
deuxième il résulte une matière visqueuse ou la
glaire. Celle-ci demeure attachée ou collée aux parois
internes du tube intestinal, autrement appelé l'estomac, et les intestins, tandis que la première por-

9

tion, c'est-à-dire la bile , le flegme, le fluide humoral, peut filtrer dans la circulation. » En rapprochant,
dis-je, ce passage de ce qu'il dit ici au chap. 7ᵉ, et
surtout en parlant du foie , il est évident que M. Leroy pense que les humeurs circulent toutes formées
dans le sang ; en effet, puisque la bile, le flegme et
le fluide humoral , par opposition à la glaire qui
reste attachée ou collée à l'estomac et aux intestins,
peuvent filtrer dans la circulation, il est clair que
M. Leroy prétend que ces humeurs sont formées
au même endroit que la glaire, c'est-à-dire dans
l'estomac et les intestins, et sans la coopération du
foie et des organes sécrétoires du flegme et du fluide
humoral. En second lieu, pour que le foie sépare la
bile d'avec le sang, il faut nécessairement qu'elle
soit formée avant d'arriver à cet organe, car il faut
qu'une chose existe avant de pouvoir être séparée :
l'auteur prétend donc qu'elle existe dans le sang.
Je demande maintenant qui l'a formée, car enfin
elle ne s'est pas fabriquée elle-même. M. Leroy s'est
taillé bien de la besogne, il faut maintenant qu'il
efface dans tous les auteurs le mot sécrétion. Qu'entend-on en effet par sécrétion ? Ce mot, quelle que
soit son étymologie, exprime cette fonction par laquelle un organe sépare du sang les matériaux
d'une liqueur qui n'existe pas dans ce fluide avec
ses propriétés caractérisques ; la sécrétion ne consiste
donc pas dans la simple séparation d'une liqueur

préexistante au travail de l'organe qui la fabrique, comme le pense votre chirurgien ; autant vaudrait dire que les fruits que nous récoltons existent tout formés dans le sein de la terre , et que les arbres ne font que les séparer des autres substances. Je ne conçoit pas comment le peuple lui-même n'a pas découvert cette erreur grossière. Qui a vu des glaires dans le sang ? qui y a vu de la bile, du suc pancréatique, etc., etc. ? D'après l'analyse chimique du sang d'un homme bien portant, on n'y trouve pas plus de bile, de flegme d'humeurs enfin, qu'on ne trouve de fruits préformés dans le sein de la terre. . Ce sont donc les organes sécréteurs qui fabriquent les humeurs ; ce sont eux qui par leur structure propre et leur organisation profonde sont doués d'une sensibilité particulière en vertu de laquelle ils reconnaissent dans le sang, que leur apportent les vaisseaux, les matériaux de la liqueur qu'ils doivent préparer , et se les approprient par un choix véritable ; ce sont eux enfin qui, chacun à leur manière, travaillent, combinent les matériaux et les transforment en fluides connus sous les différens noms que leur donnent les physiologistes. D'où viennent les qualités spécifiques des divers liquides, sinon du mode d'action propre à chaque organe fabricateur ? D'où viennent leurs différences, sinon de celles qui se trouvent entre les appareils d'organes employés à leur confection.

Purgoni.—Cependant M. Leroy a dû parler pertinemment de toutes ces choses-là, et je ne puis pas me persuader qu'il se soit si grossièrement trompé ; quand on est docte u, on doit...

MONTFORT.—Est-ce que officier de santé et docteur seraient synonymes par hasard?

PURGONI. — Non pas, s'il vous plaît, il y a une furieuse différence, et M. Leroy est...

MONTFORT. — Voyez ce que c'est que d'être mal éduqué ! de ne pas être à la hauteur du bon ton ! il y a des individus qui se permettent de l'appeler officier de santé : je ne pense pas qu'ils le fassent malicieusement ; mais il n'en est pas moins vrai que ce mot a été lâché en plein tribunal ; je l'ai lu dans sa brochure.

PURGONI. — On lui a bien vomi d'autres injures qui ne l'affectent guère.

LE COMTE. — Ne vous fâchez pas, M. Purgoni ; que M. Leroy soit officier de santé ou docteur, cela ne lui ôte ni ne lui donne des connaissances : ce n'est pas le titre qui prouve la science, il ne fait que la supposer.

LE CURÉ. — Sans doute, et quoique officier de santé il a pu faire des découvertes que tous les docteurs ont ignorées jusqu'à lui ; je ne vois pas en quoi cela pourrait infirmer la solidité de sa méthode.

MONTFORT.—Seulement il inspire moins de confiance ; mais on en est quitte pour examiner de plus près ce qui sort de sa plume, n'est-ce pas, M. le Curé ?

Le Comte. — Ce n'est pas à M. Leroy que nous en voulons, ce n'est qu'à son ouvrage ; ce que nous y trouvons de conforme à la saine doctrine ne cesse pas d'être tel pour avoir passé par la filière d'un officier de santé, comme aussi les erreurs dont il fourmille ne cesseraient pas d'être erreurs quand M. Leroy serait docteur. Au reste, quel que soit son titre, il n'en est pas moins vrai qu'il croit comme le peuple que les humeurs se forment dans l'estomac et les intestins. Ineptie impardonnable au plus mince *carabin*, et qui dénote l'ignorance la plus complète, la plus pitoyable des fonctions du corps humain ; et cependant c'est le même homme qui explique tout avec une assurance, un sang-froid imperturbable, qui prétend avoir trouvé la pierre philosophale et la panacée universelle, qui voit dans tous les médecins et les savans de soixante générations des butors, des ignorans et même des hommes de mauvaise foi. Il faut l'avouer, jamais sarcasmes n'ont été si mal placés que dans la bouche de M. Leroy.

Purgoni.—Ce que nous disons, M. le comte, permettez-moi de vous le dire, ne réfute pas la médecine curative. J'accorde que M. Leroy n'est qu'officier de santé ; je veux bien convenir même qu'il n'est pas à la hauteur des sciences anatomiques et physiologiques, si cela vous fait plaisir; qu'il a des idées tant soit peu fausses sur les organes et les fonctions de l'économie animale ; mais il reste toujours certain que l'explication qu'il donne de la formation des maladies est incontestable, et c'est le point où je vous attends depuis long-temps.

Montfort. — Nous y arriverons peut-être encore trop tôt pour vous et pour le savant de Chante-Coq. Tout en y allant, je voudrais bien que M. le Comte continuât de nous parler de la formation des humeurs.

Le Curé. — Oui, cela est très-intéressant.

Le Comte. — Pour aller plus vite, je ne vais vous entretenir que de la sécrétion des principaux fluides, tels que la sérosité, les larmes, la salive, l'urine, la bile et le suc pancréatique.

La sérosité est une liqueur qui transpire de toutes les surfaces tant extérieures qu'internes de la peau, des poumons, de l'intérieur du tube digestif et de tous les organes creux, des plèvres qui enveloppent les poumons, du péritoine qui tapisse les parois de l'abdomen et la surface extérieure de tous les viscères addominaux, et en général de toutes les membranes séreuses. Sans ce fluide qui amollit, lubréfie, assouplit nos organes et toutes les parties du corps, l'action, le frottement continuel de tous ces leviers, toutes ces poulies, sans cesse en jeu, les irriterait et les userait bien plus vite, s'il est permis de parler ainsi.

Le Curé.—Comme tout est bien combiné et admirablement prévu !

Le Comte.—Les larmes sont fabriquées par des glandes qui leur sont propres ; les nerfs qui entrent en plus ou moins grande quantité dans la structure de ces petits organes expliquent comment les larmes sont sécrétées en plus grande quantité lorsque nous sommes mus par une vive impression morale. L'affection profonde de notre ame agit sympathiquement sur les glandes par le moyen des nerfs, et y détermine un *stimulus* qui les fait redoubler d'action. Il en est de même pour les glandes salivaires, comme nous l'avons déjà dit ; lorsque ces organes ne sont stimulés ni par la présence des alimens ni par l'idée ou le désir d'un mets, ils sont endormis, comme dit Bordeu, et ne sécrétent qu'une très-petite quantité d'humeurs ; mais lorsqu'une irritation s'exerce sur eux, aussitôt ils se réveillent, redoublent d'action, et la sécrétion est plus copieuse.

L'urine est fabriquée par les deux reins que nous nommons rognons chez les animaux.

Montfort.—Je voudrais bien me taire, mais je ne puis m'empêcher de vous dire que la seule pensée de petits rognons à la brochette produit chez moi une sécrétion abondante de salive.

Le Comte. —Vous êtes terriblement sensuel,

M. le Maire, pour un vieux grognard, et on voit bien que vous n'avez pas toujours dîné au bivouac. Revenons : les reins sont d'un rouge obscur, tirant sur le brun, et ayant la forme d'un haricot ; à mesure qu'ils fabriquent l'urine, ils la versent dans la vessie au moyen de deux petits canaux, du diamètre d'une plume à écrire, que les anatomistes nomment uretères ; la vessie se laisse distendre par ce liquide, et quand elle est pleine, on sent le besoin d'uriner ; alors le col de la vessie, qui est une espèce de petit bourrelet en forme de croissant, s'ouvre, et l'urine se précipite dehors par un conduit nommé urètre.

Le suc pancréatique est formé par une glande profondément située dans l'abdomen et couchée transversalement sur la colonne vertébrale, derrière l'estomac et à droite de la rate. Cette glande se nomme le pancréas. La liqueur pancréatique, dont les matériaux ont été apportés à l'organe fabricateur par les vaisseaux sanguins, comme à tous les organes sécrétoires, est portée dans le duodénum, l'intestin qui fait suite à l'estomac, par un conduit excréteur placé dans l'épaisseur de l'organe et qui marche en serpentant vers cet intestin, où il contribue à la chylification, comme nous l'avons dit en parlant de la digestion.

Jusque-là les matériaux des sécrétions humorales ont été fournis par le sang artériel ; la sécrétion biliaire fait exception ; c'est le sang veineux qui les transmet au foie au moyen d'un vaisseau que l'on nomme veine-porte. Voici comment on s'en est assuré : on a fait la ligature de cette veine sur plusieurs animaux vivans , et le foie a cessé de fabriquer la bile, bien que la substance de l'organe ne fût nullement altérée et conservât sa couleur et sa consistance naturelle, preuve que cette glande recevait par les artères hépatiques l'alimentation qui lui est propre, et qu'il ne lui manquait que les matériaux de la bile pour exécuter sa fonction. Cette expérience a été répétée nombre de fois , et toujours avec le même résultat. Tout le monde sait que le foie , divisé en deux lobes , est placé dans l'hypochondre droit, au-dessus de l'estomac , au-dessous du diaphragme , muscle qui forme une cloison entre la poitrine et l'abdomen , au travers duquel passe l'œsophage et contre lequel le foie est adossé. Un conduit nommé hépatique , qui naît dans les granulations du foie par un grand nombre de radicules très fines, verse la bile dans un autre petit canal nommé cystique qui vient de la vésicule biliaire et avec lequel il s'unit. De cette jonction du conduit hépatique et du conduit cystique résulte un troisième canal connu sous le nom de conduit cholédoque et non pas (cholidoque) comme M. Leroy l'a mis dans toutes ses éditions. Ce conduit va s'ouvrir dans le duodénum à l'endroit où le suc pancréatique est versé , c'est-à-dire à la partie inférieure de cet intestin qui, comme l'indique son nom, est d'une longueur égale à douze travers de doigts, et non pas, comme le dit M. Leroy (chap. 7, sect. 5), vers la partie inférieure du canal intestinal, ce qui fait au moins 25 pieds plus bas. Si l'on voulait pressurer tout ce que dit le chirurgien en cet endroit, on en ferait encore sortir bien des idées hasardées et même des erreurs ; mais celles que nous avons signalées jusqu'à présent suffisent pour vous prouver qu'il est très loin de posséder le stricte nécessaire sur ces matières importantes.

Purgoni. — Quand tout cela serait un peu embrouillé dans son cerveau, ce ne serait pas étonnant à son âge.

Montfort. — Oh ! assurément personne ne lui en fait un crime. Toutefois ce n'est pas son grand âge qui le rend excusable ; il y a 20 ans, lorsqu'il faisait son livre, il devait avoir encore toute la vigueur de son esprit et l'intégrité de sa mémoire ; mais ce qui l'excuse aux yeux de tout homme juste, c'est sa bonne volonté, il a fait de son mieux, il n'a pas réussi ; c'est un malheur, *sic voluere dii.* D'ailleurs ce n'est pas encore si mal pour un officier de santé.

Le Curé. — Oh ! j'étais persuadé que M. le Maire tirerait bien parti de cette découverte ; et il y a des officiers de santé qui sont meilleurs praticiens que certains docteurs que je connais , allez M. le Maire.

Le Comte. — Achevons notre petit exposé : dans la digestion, lorsque le duodénum est rempli par la pâte chymeuse, il stimule, irrite le foie, détermine un afflux d'humeurs plus abondant, et une sécrétion de bile plus copieuse, afin que cette liqueur aide à la digestion; mais la totalité de la bile ne parvient pas immédiatement dans le duodénum, une partie, prenant une direction presque rétrograde, enfile le conduit cystique pour se rendre dans la vésicule du fiel, où elle séjourne pendant quelque temps, puis elle revient par le même conduit dans le duodénum ; la vésicule du fiel est un petit réservoir membraneux attaché au tube droit du foie. Certains animaux, entr'autres le cheval, le cerf, l'éléphant, n'en ont point; toute la bile se rend alors immédiatement du foie dans le duodénum.

Le Curé. — Non, il n'est rien au monde de comparable à notre machine. Aussi elle devait être immortelle. D'après ce que vous venez de nous dire, M. le Comte, la bile et toutes les autres humeurs sont de bonne nature tant qu'elles n'ont pas été soumises à l'action d'une cause morbifique.

Le Comte. — Il est aisé de voir en effet par le rôle qu'elles jouent dans l'économie animale et surtout par leur mode de formation qu'elles sont saines, physiologiques par leur nature, mais elles sont susceptibles d'altération comme nous le verrons plus tard. Ainsi, plus les alimens et en général toutes les substances que nous introduisons dans le tube digestif sont excitantes, irritantes, plus le travail des organes sera actif, toutes choses égales d'ailleurs. Si, par exemple, on mange des alimens forts, analeptiques, tels que du bouillon gras, des viandes rôties, un vin généreux, l'action de l'estomac sera plus énergique et la digestion plus prompte et plus parfaite que si on se nourrissait de légumes, de racines et d'eau.

Montfort.—Oh! Je vous réponds qu'il n'y a rien de plus vrai que cela; pour moi, quand j'ai fait un bon dîné et que l'on a un peu fait voler les bouchons, je digère bien mieux que du temps que j'étais simple soldat, et que je mangeais le pain de munition et un peu de viande perdue dans des pommes de terre.

Le Comte. — Prenez garde, M. le Maire, M. le Curé sera tenté de croire que vous aimez les morceaux friands, et que la morale d'Épicure est la base de votre conduite; et quand il vous tiendra au confessionnal... Mais continuons. Ce que nous venons de dire pour l'estomac s'applique à tous les autres organes; si l'on introduit dans le tube intestinal des substances âcres, mordicantes, elles exciteront davantage la membrane qui en tapisse les parois internes, et celle-ci sécrétera une plus grande quantité de mucosités que si l'on y introduisait des adoucissans, des émolliens. Ceci est évident ; seulement, je vous prie de ne pas l'oublier. Plus tard nous reviendrons sur ce principe.

Purgoni. — Je vois bien où vous voulez en venir, M. le Comte ; mais on vous attend de pied ferme.

Montfort. — Eh ! docteur, vous devenez bien défiant ; vous n'avez pas envie de vous laisser surprendre : chat échaudé craint l'eau froide, comme on dit.

Le Curé. — Le bon Lafontaine a dit : La défiance est mère de la sûreté. Le docteur profite de l'avertissement.

Purgoni. — C'est qu'avec vous autres Français, qui ne vous étudiez qu'à envelopper vos adversaires dans les filets d'une logique subtile, on ne saurait être trop sur ses gardes. Toutefois, vos argumens, vos principes et vos conséquences, non plus que votre logique, ne nous feront pas voir noir ce qui est blanc.

Le Comte. — Ne vous plaignez pas, M. Purgoni ; jusqu'ici nous n'avons nullement cherché à vous surprendre, et notre conduite antécédente devrait vous rassurer pour l'avenir. Quand une vérité est palpable, incontestable, il serait plus qu'inutile de recourir à des subtilités, moyens, d'ailleurs, qui décèlent la crainte et la détresse. Si nous vous avons montré plusieurs fois votre maître en contradiction avec lui-même, c'était par la force des choses et non par des argumens subtiles. Quand on est arrivé à mon âge, on s'attache aux raisons et non à l'arrangement, à la combinaison des phrases. L'homme probe et consciencieux ne connaît point de détours; aussi rien n'inspire plus de confiance que la franchise ; c'est le sceau d'un cœur droit. Ne calomniez donc pas nos Français, M. Purgoni ; car s'ils l'emportent quelquefois sur leurs adversaires, ce n'est pas à la subtilité de leur logique qu'il faut s'en prendre, mais à la légitimité, à la justice de leur cause.

Le Curé. — C'est pour cela que notre religion a toujours triomphé de ses ennemis. Si elle n'était pas vraie, et la seule véritable, elle aurait été mille fois renversée, pulvérisée comme toutes les sectes bâtardes.

Purgoni. — C'est bien pour cela aussi que la médecine curative a fait tant de partisans et a toujours triomphé de ses adversaires. Il n'y a qu'une vraie religion, et il n'y a qu'une vraie médecine.

Le Comte. — Oh! oh! par exemple, l'extension est un peu forcée, et la parité...

Montfort. — Pour le coup, Docteur, c'est par trop fort. Vous blâmiez tout-à-l'heure les subtilités de la logique ; mais vous joignez l'exemple au précepte. Vous nous dites les choses tout crûment.

Toutefois, si l'on jugeait de la véracité de la médecine curative et de la religion par le nombre des martyrs que l'une et l'autre ont faits, quoique d'une manière un peu différente, la première assurément l'emporterait d'emblée sur la religion chrétienne ; car Dieu sait s'il y en a quelques-uns de descendus dans le sombre empire. Ces pauvres diables, qui ont préféré la médecine curative à leur existence, n'y ont pas encore gagné grand' chose à tout cela ; ils ont eu le sort des chevaux qui gagnent l'avoine que d'autres mangent ; ils ont eu tout le mal, et M. Leroy a eu les écus. Pauvre peuple !

PURGONI. — Il faudrait peut-être que M. Leroy n'eût rien retiré de sa découverte ! Il faut que la science se paie. Demandez à M. le Curé si le prêtre ne doit pas vivre de l'autel. Si j'eusse été à sa place... soyez tranquille.

MONTFORT. — Il paraît que vous vous sentez des dispositions, Docteur.

LE COMTE. — M. Purgoni plaisante ; il sait bien qu'un médecin mercenaire, qui travaille pour gagner de l'argent, est indigne de la belle mission qu'il remplit sur la terre. Un grand homme a dit que l'exercice de la médecine était une espèce de sacerdoce : M. Purgoni a des sentimens trop élevés pour penser autrement.

LE CURÉ. — En effet, les médecins sont dans le

même cas que nous; la charité doit être le mobile de leurs actions.

Purgoni. — Tout cela, tout cela est bon; mais il faut penser...

Le Curé. — Il faut penser à partir, Messieurs; la retraite est sonnée. A demain, M. le Comte.

HUITIÈME ENTRETIEN.

Le Curé. — Ne soyez pas surpris, M. le Comte, si nous arrivons de si bonne heure ; c'est pour avoir la satisfaction de prolonger les momens que nous passons près de vous.

Le Comte. — Vous êtes bien aimables, Messieurs ; je suis moi-même d'autant plus flatté de votre compagnie, que dans le prétendu siècle des lumières chaque réunion où l'on se trouve, chaque société se nourrit de bagatelles et de frivolités ; heureux encore quand on s'en tient là. Aussi on sort de ces soirées avec un vide insupportable, sans aucun acquis, et souvent même avec des remords.

Le Curé. — Voilà des vérités que les jeunes gens surtout ne savent pas goûter. Lancés dans ces cercles brillans où la volupté préside, éblouis par le vain éclat du luxe, séduits par les dehors trompeurs d'une beauté éphémère, qui enchante aujourd'hui et qui demain peut-être fera reculer d'horreur, ils voguent à pleines voiles sur l'océan de ce qu'ils appellent plaisir ; emportés par le tourbillon du siècle, ils sacrifient leur repos, leur santé et trop souvent leur éternité, pour courir après un fantôme qui fuit sans cesse devant eux et qu'ils ne sauraient jamais atteindre. Aussi, par une espèce de fatalité, ils se retirent de ces prétendues parties de plaisirs avec un fond de tristesse qu'ils ne peuvent expliquer ; ils ne voient pas, ces pauvres jeunes gens, qu'il n'y a de solides plaisirs que ceux qu'approuve la conscience, ce juge intègre qui ne se laisse jamais corrompre. C'est ce qui a fait dire que le mal porte sa peine avec lui, comme la vertu porte sa récompense. Je lisais hier un événement qui devrait faire trembler la jeunesse. Un jeune homme fort, robuste et jouissant d'une très-bonne santé, est tombé raide mort dans un bal en walsant. Quelle mort, messieurs ! Comment paraître devant le Juge suprême, en sortant d'entre les bras d'une danseuse (1) ?

MONTFORT. — Certes, cette comparution est terrible. Moi, je ne songe jamais au jugement sans frémir ; car il ne s'agit plus de passer devant un conseil de guerre : la salle de police, c'est l'enfer.

LE COMTE. — Ceci n'est pas rare malheureusement, et cependant les jeunes gens sont tellement engoués des soirées, des bals, etc., qu'ils n'ont pas même le loisir de réfléchir sur ce qui peut leur arriver.

(1) Voyez la *Revue médicale* (1829).

Purgoni. — Ces morts subites n'ont rien de surprenant aux yeux du médecin ; on sait...

Montfort. — En effet, Docteur, comment allez-vous nous expliquer cette mort si prompte ? il faut que les humeurs se soient corrompues bien vite.

Le Curé. — Il paraît qu'il n'avait fait aucune maladie antérieurement ; il avait même fait un repas copieux auparavant, et il est mort sans donner aucun signe de souffrance.

Purgoni. — Ceci s'explique aisément. On sait en effet combien les impressions morales vives exercent d'influence sur l'économie animale ; l'imagination se sera montée jusqu'à un degré délirant, et...

Montfort. — Est-ce qu'il a eu le délire, M. le Curé ? Ce doit être un symptôme assez rare, dans les morts subites.

Purgoni. — Mais ce n'est pas le délire qu'on cite dans la vieille médecine ; ce n'est pas du tout le délire ordinaire ; c'est...

Montfort. — Ah ! je comprends ; c'est un délire extraordinaire, exprès pour les morts subites. Mais alors on aurait dû voir qu'il allait mourir de mort subite ; on aurait pu lui administrer quelques doses...

Purgoni. — Eh ! non ; vous ne comprenez pas : ce que c'est que de n'avoir pas étudié ces sortes de matières ! Son imagination, fortement émotionnée,

10.

a agi sur la sérosité âcre, qui s'est précipitée avec la rapidité de l'éclair dans le torrent de la circulation ; cet afflux de sérosité humorale a distendu, brûlé, corrodé, calciné, déchiré les vaisseaux sanguins et le cœur, et le malade a péri suffoqué. Je réponds qu'il a jeté un soupir en tombant.

Le Curé. — On n'en parle pas.

Montfort. — Eh! comment n'aurait-il pas jeté un soupir, en tombant ; moi qui ne tombe pas, j'en jette bien un en ce moment-ci, et très-profond.

Le Curé. — Toujours le même, M. le Maire.

Le Comte. — C'est ce qui s'appelle un soupir de circonstance.

Montfort. — Chacun s'exprime à sa manière ; moi, je trouve qu'un soupir est une réfutation comme une autre.

Purgoni. — C'est surtout la plus facile ; car je crois que vous seriez fort embarrassé....

Montfort. — Vous dites vrai, Docteur ; car, au fait, je ne sais pas un mot de médecine : c'est une science qui m'est absolument étrangère ; mais il faudrait être bouché comme une bouteille de champagne pour ne pas voir que votre explication...

Le Comte. — En effet, elle est très-loin d'être satisfaisante. Vous dites que la cause de la mort de ce jeune homme est la sérosité âcre qui s'est précipitée dans le torrent de la circulation ; mais il faudrait, avant de la faire passer dans le sang, prouver qu'elle existe en nous, cette sérosité âcre ; et c'est ce qu'on vous conteste. Toutefois, admettons pour un instant qu'elle puisse exister : comment a-t-elle pu se former en si peu de temps, en un clin d'œil? Il faut que l'imagination ait une fameuse puissance, pour corrompre ainsi avec la rapidité de l'éclair toute la masse des humeurs ; car vous savez que M. Leroy dit, au chapitre 1er, que la sérosité âcre se compose d'une partie de la masse des humeurs, *partie exprimée du tout.*

Purgoni. — C'est qu'elle était formée depuis long-temps, et elle attendait l'occasion favorable pour....

Montfort. — Ah! je conçois ; elle était endormie, comme dit M. Leroy, et le bruit des violons l'a réveillée.

Le Comte. — Mais le jeune homme se portait très-bien auparavant ; comment voulez-vous nous faire accroire que toutes ses humeurs fussent corrompues antérieurement, sans que sa santé en souffrît? Ceci est tellement faux, qu'aussitôt qu'il y a en nous le plus petit embarras gastrique ou intestinal, état pathologique causé par la surabondance ou l'altération des humeurs gastro-intestinales, l'appétit se dérange, les digestions se font mal ; bref, la santé est altérée ; à plus forte raison si toutes les humeurs étaient corrompues.

Purgoni. — Je vois bien où vous en voulez venir, M. le Comte ; vous croyez que c'est le sang qui produit ce que vos médecins et le peuple appellent *coup de sang*. « C'est une erreur de croire que
» le sang entrave quelquefois lui-même son mou-
» vement. La loi générale de la circulation n'est-
» elle pas toujours fixe et invariable ?... L'eau dans
» la rivière gêne-t-elle elle-même son cours naturel ?
» Ne voit-on pas distinctement la cause spéciale de
» cette gêne ?... Ne sont-ce pas des corps étran-
» gers, tels que des terres, des sables, des immon-
» dices quelconques, si ce n'est pas le travail des
» hommes, qui ont détourné le cours de l'eau,
» quand il est troublé dans sa marche ? Il ne peut
» rester de doute, si l'on veut réfléchir, que c'est
» faute d'avoir reconnu la nature de la *sérosité hu-*
» *morale* et sa présence dans les vaisseaux qu'on a
» cru à la possibilité que le sang pût se gêner lui-
» même, ainsi qu'on a admis la pléthore sanguine
» qui ne peut pas exister. On ne peut persister dans
» cette erreur sans admettre, contre toute raison,
» des effets sans cause pour les produire. » (Chapitre 13 , sect. 5.)

Le Comte. — Comment est-il possible de débiter de sang-froid de pareilles inepties ! Est-il rien de plus assommant que de voir comparer la circulation du sang, ce chef-d'œuvre de mécanisme qui s'effectue par les admirables contractions du cœur et

de tout le système artériel , et enfin par le concours
de mille pièces mécaniques qui forment un ensemble incompréhensible ; est-il rien , dis-je , de plus
accablant que de voir comparer ce beau mécanisme
au cours d'une rivière , dont la pente explique tout
le secret. Il faut avoir bien peu d'idée du phénomène de la circulation , ou être bien tristement organisé , pour n'y voir que la loi générale de la gra-
vitation ; vous pouvez en juger vous-mêmes, Messieurs , d'après les notions que je vous en ai données ; mais pour vous faire voir la fausseté des
raisonnemens de l'auteur, examinons un peu en
détail ce que vient de nous lire M. Purgoni. L'eau
dans la rivière , dit-il, gêne-t-elle elle-même son
cours naturel ? Oui , M. Leroy ; et pour vous en
convaincre , vous n'avez qu'à faire attention à ce
qui se passe dans votre rivière lorsqu'un orage la
grossit au point de la faire déborder ; il n'est pas
besoin de faire intervenir de la terre , du sable et
des immondices, pour causer un débordement; il
suffit que l'eau devienne tellement abondante ou
soit poussée si violemment que le lit ne puisse plus
la contenir. Allons plus loin : accordons pour un
instant que la sérosité âcre passe dans le sang ; que
pourra, je vous prie , votre sérosité qui , d'après
M. Leroy lui-même, est *imperceptible à l'œil et
au toucher ?* Comment un fluide imperceptible à
l'œil et au toucher peut-il gonfler la *rivière san-*

guine de M. Leroy au point de faire rompre les canaux qui la contiennent? Un enfant comprendrait tout l'absurde de cette assertion. Cependant le subtile logicien termine ce tissu d'erreurs et d'inepties par un axiôme qu'il ne comprend pas, si l'on en juge par l'inopportunité de l'emploi qu'il en fait; il termine, dis-je, par ces mots tranchans : On ne peut persister dans cette erreur (que le coup de sang est causé par le sang) sans admettre, contre toute raison, des effets sans cause pour les produire. Où sont-ils, ces effets sans cause ? M. Leroy ne voit pas la cause, ou plutôt il ne veut pas la voir, parce qu'elle nuit à l'établissement de son système ; autrement il conviendrait que la surabondance du sang ou l'activité trop rapide de la circulation peut produire et produit en effet des morts subites.

Purgoni. — Le sang ne peut produire aucune maladie parce qu'il est le moteur de la vie, c'est la sérosité âcre qui les cause toutes ; cela posé, le traitement s'indique de lui-même, c'est l'évacuation de cette cause ; il n'y a rien de plus simple et en même temps de plus rationnel ; et cependant on s'acharne à méconnaître cette vérité fondamentale, cette vérité imprescriptible, comme dit l'auteur de la méthode, bien que personne n'ait encore osé l'attaquer, parce qu'on sait que tous les efforts viendraient se briser contre ce seul point : *cause* unique de toutes les maladies, traitement unique de toutes les maladies. Lorsque M. le Comte, dont j'admire d'ailleurs l'érudition et la sagacité, aura renversé cet argument, nous pourrons nous entendre, mais jusque-là, avouez-le, M. le Comte, vous avez semblé esquiver cette question importante, très importante même, puisqu'elle est la base et le fondement de la médecine curative.

Le Comte. — Quand une question est si difficile par elle-même, quand, pour la résoudre, les sciences médicales sont insuffisantes et qu'il faut recourir à tous les moyens qu'offrent la logique la plus serrée et la métaphysique la plus subtile, quand surtout on a en tête un adversaire qui ne prétend rien moins que de renverser des croyances universelles et basées sur plus de vingt siècles d'expérience, et qui défie l'univers savant; certes, on me pardonnera, j'espère, d'*esquiver* cette question fondamentale et de ne l'aborder que le plus tard possible.

Montfort. — Eh, qui n'en ferait autant? d'après ce que je vois, il ne fait pas trop bon s'y frotter; pour le coup, M. le Comte, je crois bien que vous êtes enfoncé, vous ne vous tirerez jamais de ce mauvais pas : cause unique, traitement unique, ce n'est pas long, mais...

Le Curé. — Ce qu'il y a de sûr, c'est que de tous les médecins qui ont écrit contre la médecine

curative , aucun n'a abordé cette question , et cependant il me semble qu'elle est très-importante ;
car si la sérosité âcre est, comme le prétend M. Leroy, l'unique cause de toutes les maladies, son traitement qui tend à expulser cette cause est certainement très-rationnel : aussi, tant que ce principe n'est
pas détruit, je trouve ridicule, absurde même , de
se déchaîner contre les purgatifs.

LE COMTE. — Vous avez parfaitement raison ,
M. le Curé, personne, que je sache, n'a encore
absorbé cette question, mais j'en devine la cause ;
comme toutes les réfutations qui ont paru jusqu'à ce
jour étaient purement médicales et scientifiques, et
conséquemment faites pour les médecins et non
pour le peuple , on y a négligé toutes ces questions
inutiles, oiseuses même pour la classe savante, et
toutefois indispensables pour ceux qui n'ont point
étudié la médecine. Comme vous vous trouvez dans
la catégorie des derniers, je vais discuter cette question, quelle qu'elle soit. Toutefois, si nous l'avons *es-
quivée*, M. Purgoni, ce que nous avons dit jusqu'ici
pourra servir à ces Messieurs, et même les notions
que nous leur avons données me paraissent indispensables pour bien comprendre ce que nous dirons dans la suite. Plus tard nous verrons qu'il était
nécessaire de leur faire un court exposé du travail
de la digestion, des lois de la circulation et de la formation des humeurs.

Montfort. — Le Docteur, qui sait tout cela comme son *Pater* (peut-être mieux, je ne voudrais pas en jurer), se figure que tout le monde doit le savoir aussi ; pour moi, je ne savais pas quatre mots de médecine, et malheureusement j'avais bien des camarades. Aussi, maintenant quand je me trouve avec tous nos hauts huppés du village, je leur parle des glandes salivaires, du tube intestinal, des oreillettes et des ventricules du cœur, de l'aorte et de la nature physiologique de la bile et des autres humeurs, etc. La nouveauté de tous ces mots les éblouit tellement, que je domine et plane à mon aise sur tous ces *arriérés* : on m'écoute comme un oracle ; je leur en pousse quelquefois de mon cru, cela passe tout de même, personne ne conteste.

Le Curé. — En effet, vous avez passablement bavardé mercredi, chez M. Rafin, et chacun s'est retiré avec un violent mal de tête, je ne crois pas qu'on vous invite de sitôt, votre science fait peur.

Montfort. — Bah ! est-ce qu'on peut se passer de moi ? et qui donc serait le boute en train, si, comme Achille, je me mettais à bouder dans ma tente.

Le Comte. — Puisque vous êtes savant maintenant, nous allons aborder la grande question sur l'unité de la cause de toutes les maladies. Voici comme M. Leroy pose cette question au chapitre

1er, sect. 1re. « La fluxion, avec la masse générale
» des humeurs d'où elle tire sa consistance et
» sa nature, et où elle prend sa source, forme
» le complément de la *cause*, de l'unique *cause*
» de la maladie du corps humain, ou si l'on
» veut de toutes les maladies soumises à l'art de
» guérir. »

Si vous aimez mieux le style de la 5me édition,
à la page 8, il s'exprime ainsi : « La fluxion com-
» plète, avec la masse en général des humeurs, la
» cause de la maladie du corps humain, » et la
preuve que cette fluxion humorale est l'unique
cause de toutes les maladies, c'est que M. Leroy
dit : 1° que cette fluxion se forme d'elle-même
dans la corruption, exprès pour produire toutes les
souffrances ; 2° qu'elle se compose d'une partie de
la masse des humeurs, partie exprimée du tout ;
3° enfin, et ceci est sans réplique, c'est qu'il lui a
assigné le nom de sérosité âcre. Le logicien le plus
intrépide pâlit à l'aspect de ces raisonnemens iné-
branlables ; écoutons le grand homme développant
ses preuves lui-même. « Après avoir indiqué la
» source des maladies, il reste à en signaler les
» émanations à l'effet de compléter la description
» de la seule cause des maladies du corps humain,
» cette âcreté, cette chaleur brûlante ou corrosive,
» cet instrument enfin... »

Montfort. — Est-ce un instrument de musique qui va nous venir là...

Le Comte. — « Qui se forme de soi-même dans » la corruption pour produire toutes les souffran- » ces ou les maladies en général, et même la » mort, se compose d'une partie des humeurs, par- » tie exprimée du tout; nous donnons à cette partie » exprimée le nom de sérosité. » (Dernière édition, chap. 1er, sect. 1re). Quelques lecteurs qui n'ont pas l'habitude de croire les auteurs sur parole, pas même M. Leroy, et qui veulent se rendre compte de leurs études, pourraient demander à l'écrivain où est la preuve de cette assertion. En effet, qui lui a révélé que c'etait la sérosité qui causait toutes les maladies? comment, par quel procédé lui a-t-il reconnu la vertu de produire, elle seule, tous les désordres auxquels le corps humain est sujet ? M. Leroy a cru pouvoir se dispenser de ces menus détails, et pourtant ils feraient plaisir, surtout dans notre siècle où l'on sait distinguer la vaine déclamation des preuves raisonnables ; il aurait dû avant tout prouver l'existence de son âcre caché, il ne l'a pas fait ; il aurait dû montrer qu'aucune autre substance de l'économie animale ne peut devenir une cause morbide; il l'a seulement nié gratuitement ; il aurait dû prouver que sa sérosité a le privilège de produire seule toutes les maladies, il l'affirme sans rien dire qui ressemble à une raison.

Aussi, quelqu'un me disait dernièrement que pour réfuter la méthode curative d'une manière digne d'elle, il faudrait tout simplement écrire *non* au bout de chaque phrase, et l'on s'appuyait sur ce principe : *Quod gratis affirmatur, gratis negatur.* Il n'est rien de plus révoltant que de voir débiter tranquillement et de sang-froid les paradoxes les plus désavoués du bon sens, et cela sans même essayer d'apporter quelques raisons à l'appui, qui puissent au moins les rendre vraisemblables : ceci explique bien cette pluie d'injures, de sarcasmes et de diatribes qui l'ont assailli de toutes parts. Un homme qui a quelques connaissances en médecine est réellement indigné de voir cette belle science travestie en un fatras d'erreurs, de faussetés, d'inepties qui fait peine à quiconque aime la vérité.

Purgoni. — Vous dites, M. le Comte, qu'il ne donne point de preuves, et moi je trouve qu'elles fourmillent dans le chapitre où il parle du sang. Je m'étonne qu'elles vous aient échappé. (*Il lit*) (chap. 4). « A l'exemple des anciens, les modernes pensent encore que le sang peut être la cause des maladies ou de beaucoup de maladies. Si l'on concevait mieux qu'on ne le conçoit que la substance des corps animés dérive immédiatement du premier besoin qu'ils éprouvent, et après qu'il s'est satisfait, on serait pleinement et parfaitement convaincu que si tous les animaux mangent , c'est pour faire du sang, etc. »

Le Comte. — Et la conclusion est : donc la sérosité est l'unique cause de toutes les maladies. Voici le sens de sa phrase, autant qu'il est possible de s'y reconnaître : la substance des corps se forme aux dépens des alimens, donc les animaux mangent pour faire du sang. Et qu'est-ce que cela prouve contre l'opinion de ceux qui prétendent que le sang peut causer certaines maladies? Eh ! mon Dieu, cela n'y a aucun rapport. De ce que les animaux mangent pour faire du sang, s'ensuit-il qu'ils ne puissent pas en faire trop? Voilà ce que vous appelez des preuves, vous, M. Purgoni; moi j'appelle cela des mots, je dirais presque des inepties. Le chapitre 4, analysé, se réduit à dire, sans preuve, bien entendu, que le sang ne peut causer aucune maladie, parce qu'il est le moteur de la vie. C'est en cela que consiste la *fourmillière* de preuves qu'on nous annonçait avec tant de jactance. Veuillez, je vous prie, M. le Curé, lire le chapitre en entier, et vous nous direz si vous y trouvez autre chose que des assertions absolument gratuites.

Purgoni. — Mais, comme dit M. Leroy dans le même chapitre : « Si le sang était susceptible d'une nuisible surabondance, la nature aurait pratiqué des voies pour expulser cette surabondance, sinon continuellement, du moins périodiquement, et c'est ce qui n'existe point ; à l'égard des humeurs, au contraire, des voies excrétoires sont établies par la nature elle-même pour délivrer les corps de la superfluité comme de l'impureté des humeurs. »

Le Comte. — Ce raisonnement est encore faux. J'accorde à M. Leroy que la nature n'a pas pratiqué de voies pour expulser la surabondance du sang ; mais cela prouve-t-il qu'elle n'a pas lieu, cette surabondance ? Nullement ; c'est comme si l'on disait qu'une rivière, pour continuer sa comparaison, n'est pas susceptible de débordemens à la suite d'une pluie extraordinaire, parce que l'on aura proportionné la largeur de son lit à la quantité d'eau qu'elle doit contenir habituellement et qu'on n'aura pas pratiqué de canaux supplémentaires ; ce débordement est purement accidentel. De même la surabondance du sang constituant le corps humain dans un état pathologique, l'auteur de la nature n'a pas dû pratiquer des voies excrétoires pour remédier à des accidents contre nature et auxquels nous donnons souvent lieu par notre faute : et ne venez pas me dire qu'ayant prévu cette surabondance, il aurait dû pourvoir à son expulsion ; car, Dieu, en créant l'homme, s'est comporté comme si celui-ci n'eût jamais dû pécher et conséquemment comme s'il n'eût jamais dû être malade. Il a disposé notre machine de manière que toutes les fonctions naturelles se fissent régulièrement et sans secours étranger ; mais pour ce qui est de l'état pathologique, contre nature, il n'a pas dû s'en occuper, pas plus qu'il ne nous a couvert d'une peau qui nous dispensât d'avoir des vêtemens pour nous garantir contre les intempéries des saisons, par la raison toute simple que notre corps n'était destiné primitivement ni à contracter des maladies ni à être soumis à une influence nuisible de l'atmosphère. Le défaut de voies excrétoires ne prouve donc rien, absolument rien, contre la superfluité du sang ; d'ailleurs l'expérience démontre d'une manière incontestable qu'elle a souvent lieu. Tous les jours on voit des personnes gênées par le sang, et ceci s'explique aisément ; tout le monde sait que le corps humain, par une suite naturelle des fonctions de la vie, fait chaque jour des pertes que nous sommes obligés de réparer par les aliments. Lors donc que l'on rend tous les jours au corps autant de substances qu'il en perd (je parle d'un homme dans l'âge viril), il résulte un parfait équilibre qui est le signe le plus assuré d'une santé confirmée, car l'expérience prouve que le corps est dans l'état le plus parfait où il puisse être lorsqu'il reprend tous les jours son poids ordinaire après que la digestion des aliments est faite. Le corps répare donc les pertes qu'il a faites à l'aide du sang qui est formé d'un chyle louable. Je vous ai expliqué comment cette décomposition et cette composition s'opèrent ; que s'il se forme une trop petite quantité de chyle , le sang qui en est formé sera également en trop petite abondance , relativement aux pertes qu'il doit réparer ; mais si le chyle est trop abondant , le sang dans lequel il est converti sera également trop abondant : il s'ensuit donc nécessairement qu'il reste du superflu , ceci est un fait matériel facile à comprendre. Et en effet une nourriture trop abondante , trop succulente amène presque constamment une trop grande quantité de sang que les médecins appellent pléthore. Voyez , en général , les gens gros mangeurs, ils sont gras , colorés, enluminés, leurs vaisseaux sanguins sont distendus par des liquides surabondans , aussi ils sont souvent gênés par le sang et acquièrent un embonpoint excessif.

MONTFORT. —En Espagne , j'ai vu un chanoine d'une rotondité monstrueuse ; à 58 ans il pesait 416 livres, il avait 5 pieds 7 pouces de haut sur 5 pieds 4 pouces de circonférence ; son cou avait disparu, et son menton à double étage, comme dit le législateur du Parnasse, descendait majestueusement sur sa large poitrine ; ses cuisses et ses jambes qui, de loin, avaient l'air d'avoir été soufflées , étaient creusées à de petites distances par des sillons circulaires et profonds comme chez les enfans bien nourris ; jamais je n'ai vu rien d'aussi gras. Sa face rubiconde et rebondie ressemblait à une énorme citrouille et il avait une voix de stentor. Quand il avait avalé quatre ou cinq bouteilles de Xerès à son dîner et qu'il vous entonnait un *Deus in adjutorium,* tout en craquait. La première fois que je l'entendis, je crus que la cathédrale s'écroulait; quel tonnerre, bon Dieu! Eh bien! il est mort d'un coup de sang.

Le Curé. — Vous nous brodez cela un peu, magistrat.

Montfort. — Non, parole d'honneur, jamais je n'ai vu un pareil chanoine.

Le Comte. — Il est certain que tous ces hommes si replets n'ont atteint cet état d'embonpoint que par une trop grande quantité de sang; aussi sont-ils obligés de s'en faire ôter souvent. Voyez, au contraire, les individus qui n'ont qu'une nourriture peu abondante, ils sont maigres, pâles, jaunâtres, faibles, cacochymes; leurs vaisseaux sont exsangues, aussi ils contractent des maladies contraires aux premiers. Ne sait-on pas que l'abus des liqueurs spiritueuses cause fréquemment une surabondance de sang.

Le Curé. — Entendez-vous, M. le Maire? les liqueurs fortes, spiritueuses, sont dangereuses pour la santé.

Montfort. — M. le Comte parle de l'abus et non pas d'un usage modéré : un petit-verre de temps en temps ne fait pas de mal, n'est-ce pas, M. le Comte ?

Le Comte. — Non, non, M. le Maire ; on peut user de tout impunément, mais il ne faut abuser de rien ; les coups de sang, comme on dit vulgairement, n'ont presque jamais lieu que chez les individus qui font des repas trop copieux, ou qui prennent peu d'exercice ; car une nourriture abondante et succulente, réunie à l'inaction, est la source la plus fréquente de ce que les médecins appellent pléthore. C'est ce qui a fait dire à un homme judicieux, que la table tuait plus d'hommes que l'épée. Il est donc certain que le sang est susceptible d'une trop grande abondance. Nous verrons plus tard si cette surabondance peut être nuisible à la santé.

M. Leroy dit en deuxième lieu qu'à l'égard des humeurs, au contraire, la nature a pratiqué des voies excrétoires pour en expulser la superfluité et l'impureté ; je demanderai d'abord à monsieur l'initié dans les secrets de la nature, car il a la bonhomie, pour ne pas dire la bêtise, d'assurer le lecteur que la nature lui a révélé sa nouvelle doctrine ; je lui demanderai donc pourquoi les humeurs sont susceptibles de surabondance plutôt que le sang ; car, comme nous l'avons vu, c'est le sang qui fournit les matériaux de tous les liquides, de toutes les humeurs. Pourquoi la nature, si prévoyante, n'a-t-elle pas employé quelque moyen

(165)

pour empêcher qu'il ne se formât une trop grande quantité d'humeurs, plutôt que d'être obligé de pratiquer des voies excrétoires pour débarrasser ensuite l'économie d'une telle superfluité? pour le coup la nature, qui semble toujours recourir aux moyens les plus simples, a derogé à sa marche ordinaire, car il était bien plus simple et surtout beaucoup plus salutaire pour l'espèce humaine, d'empêcher la trop grande formation des humeurs, que d'avoir recours à des voies excrétoires pour les expulser. Mais non, il valait mieux laisser à M. Leroy le plaisir de former de beaux canaux, de beaux réservoirs dans le corps humain, d'y accumuler d'amples provisions d'humeurs, et de lui donner la gloire de lâcher les écluses et de faire déguerpir toute cette masse de corruption avec des médicamens qui savent choisir la sérosité âcre parmi plus de 8o litres d'humeurs : comme il est plaisant à son âge, le bon M. Leroy !

Purgoni. — Cependant on ne peut nier la superfluité des humeurs ; il est certain....

Le Comte. — On ne peut pas plus nier la superfluité des humeurs que la superfluité du sang, tout le monde est convaincu de l'une et de l'autre, et chacun comprend qu'une nourriture trop abondante et trop analeptique engendre une trop grande quantité de chyle, qu'une trop grande quantité de chyle cause un excès de sang comme un excès de lymphe, de transpiration, de sérosité, etc., puisque les substances réparatrices sont plus considérables que les pertes que subit l'économie : il faut avoir perdu le sens commun pour nier cette vérité. Maintenant nous dirons à M. Leroy que ce n'est nullement pour évacuer la superfluité des humeurs, ni leur impureté morbide, que la nature a pratiqué des voies excrétoires, puisque, comme je vous l'ai démontré dans notre entretien sur le germe de corruption, l'auteur de la nature a créé et organisé le corps humain comme s'il n'eût jamais dû contracter de maladies ; aussi Adam, avant son péché, avait, comme personne n'en doute, toutes les mêmes voies excrétoires que nous, il mangeait comme nous, il avait de la salive comme nous, il avait de la bile, de la lymphe et de la sérosité comme nous, il transpirait comme nous, il avait des excrétions alvines comme nous, parce que tous ces fluides et toutes ces fonctions sont physiologiques et inhérentes à la constitution physique de l'homme. Les voies excrétoires ne sont donc pas pratiquées pour l'expulsion de la superfluité et de l'impureté des humeurs, comme dit M. Leroy; mais bien pour les fonctions naturelles, physiologiques ; aussi quand nous ne devrions jamais être malades, il n'y a pas une seule de ces voies dont nous pussions nous passer, preuve qu'elles sont faites pour une fin naturelle et nullement réservées pour le seul cas de

maladie : donc elles ne sont pas pratiquées pour remédier à la superfluité des humeurs, donc elles ne
prouvent pas que ce sont les humeurs qui causent
toutes les maladies, donc la superfluité des humeurs n'exclut pas la superfluité du sang, donc
enfin le défaut d'organes excrétoires ne prouve rien
contre l'existence de la pléthore sanguine. Le savant auteur a bonne grâce après cela de venir provoquer et braver les partisans de la doctrine que
je viens de vous exposer, qui est celle de tous les
savans ; il est plaisant, dis-je, de l'entendre dire
avec son air tranchant et son ton doctoral : « Dé-
trompez de grâce vos antagonistes s'ils étaient dans
la fausse voie, et montrez-nous des organes excrétoires de surabondance, de superfluité du sang,
ainsi que vous l'alléguez, et démontrez-nous aussi
l'inutilité de celle des humeurs qui existent et que
vous semblez méconnaître, tandis que le sang n'en
a point, tandis que la nature n'en a point établie.
Vous diriez-vous par hasard supérieur à l'œuvre de
Dieu ? Parlez, nous vous écoutons... » (Ch. 4.)

MONTFORT. — Et c'est ce que vous auriez dû
faire toujours, M. Leroy ; vous y auriez peut-être
perdu quelque chose, mais que de gens y auraient
gagné !

LE COMTE. — Nous ne sommes pas assez sots
pour avoir la pensée de réformer l'ouvrage de Dieu ;
mais parmi ceux que M. Leroy défie, il pourrait

s'en trouver qui eussent des connaissances aussi justes et aussi profondes que le chirugien de Chante-Coq ; ils savent au moins que les organes du corps humain ont été formés pour exécuter des fonctions naturelles, et non pas pour remédier à des accidens qui ne devaient pas avoir lieu d'après la destination première de l'homme.

Le Curé. — Je commence à découvrir le faible de cette méthode, M. le Comte ; quand on la lit avec attention, on ne trouve que des assertions, et pas de preuve : je ne conçois pas comment tant de personnes....

Purgoni.—Mais, M. le Comte, comment voulez-vous que le sang, qui est le moteur de la vie, puisse être une cause de maladie ? cela est impossible. Faites-moi le plaisir d'entendre encore ce passage du même chapitre : « Il ne faut qu'ouvrir les yeux pour être convaincu que l'évacuation totale du sang donne à l'instant le coup de la mort, et on ne voudrait pas reconnaître, quoique le fait soit sensible, que la diminution du volume de ce fluide cause la faiblesse du sujet, sa tristesse, sa maigreur, et le réduit à l'extrémité ? ce serait la chose la plus incompréhensible qui fût jamais..... Pourtant ce travers d'esprit existe ; résolve qui pourra le problême. » Certes il faut être bien aveuglé par le préjugé pour ne pas voir là un raisonnement des plus convaincans.

MONTFORT. — Même argument, Docteur : il ne faut qu'ouvrir les yeux pour être convaincu que l'évacuation totale des humeurs donne à l'instant le coup de la mort, et on ne voudrait pas reconnaître, quoique le fait soit sensible, que la diminution du volume de ces fluides cause la faiblesse du sujet, sa tristesse, sa maigreur et le réduit à l'extrémité, ce serait la chose la plus incompréhensible qui fût jamais.... Pourtant ce travers d'esprit existe, résolve qui pourra le problême. Que vous en semble, Docteur ? mon raisonnement n'est-il pas aussi juste, aussi concluant que celui de votre logicien de Chante-Coq ?

PURGONI. — Il faut faire attention que le sang est le moteur de la vie, tandis que les humeurs ne le sont pas ; conséquemment...

MONTFORT. — Je ne comprends pas trop ce que vous entendez en disant que le sang est le moteur de la vie, voudriez-vous ?.....

PURGONI. — Moteur veut dire ressort en médecine, et le sang est le premier ressort de la vie, l'idée est très juste ; sans le sang....

LE CURÉ. — Doucement, Docteur, le premier ressort de la vie, puisqu'il s'agit de ressort, n'est pas du tout le sang ; la matière ne peut....

LE COMTE. — Quoiqu'on ne puisse pas trop saisir le fond de cette pensée, je crois que M. Purgoni ne lui donne pas le sens de l'auteur ; moteur de la vie pris littéralement veut dire qui donne le mouvement à la vie ; mais comme cela ne peut s'entendre de cette manière , je pense que M. Leroy a voulu dire que le sang entretenait la vie, et cette pensée est juste ; s'il attachait à l'expression *moteur* l'idée d'agent qui donne le mouvement , cette idée serait fausse , jamais le sang ne fait qu'obéir passivement à l'impulsion des parties contenantes , il ne donne pas plus le mouvement que l'eau dans le jeu d'une machine hydraulique.

MONTFORT. — Je ne sais pas trop si ce *moteur* ne sent pas un peu le matérialisme , mais je n'insiste pas sur cette pensée, car je suis persuadé qu'il n'y a aucune mauvaise intention de la part de M. Leroy : admettons que le sang est *le moteur de la vie*, il s'ensuit que le rôle qu'il joue dans l'économie est bien plus important que celui des humeurs , conséquemment il ne peut augmenter ni diminuer de volume sans que toute la machine ne s'en ressente aussitôt. En effet si, comme l'a déjà dit M. le Comte , sa quantité surpasse la mesure nécessaire pour réparer les pertes que fait notre corps , il reste du superflu dans les vaisseaux et la surabondance se forme progressivement ; que si au contraire nous n'avons pas assez de sang pour fournir à toutes les dépenses de notre corps, ce qui s'explique aisément par le défaut d'une nourriture suffisante, alors nous sommes faibles, jaunâtres,

malades enfin. D'un autre côté, je me souviens que
M. le Comte nous a démontré que les humeurs
étaient naturelles, nécessaires, et même aussi indispensables que le sang, bien que leur rôle soit
moins appréciable aux yeux du vulgaire. Conséquemment, si vous évacuez des humeurs lorsqu'il
n'y en a point de trop ou qu'elles ne sont point altérées, votre médication est toute aussi vicieuse que
celle d'un médecin qui saignerait un malade qui ne
serait point gêné par le sang, tandis que dans le cas
contraire, c'est-à-dire s'il y a superfluité d'humeurs
ou pléthore sanguine, pour être conséquent, vous
devez évacuer ; au moins ceci me paraît naturel.

Le Comte. — A merveille, M. le Maire, vos réflexions sont très justes et renversent victorieuse-
ment l'assertion de M. Leroy, car s'il conteste la
pléthore sanguine, vous avez le même droit de lui
contester la superfluité humorale, ou plutôt elles
sont incontestables toutes deux ; conséquemment
les raisons qu'il allègue tombent d'elles-mêmes.
Voyez un peu la justesse de son raisonnement :
l'évacuation totale du sang cause à l'instant le coup
de la mort, donc le sang ne peut causer de maladies ; singulière logique, que la logique de Chante-
Coq ! Au reste, je crois qu'il a été démontré d'une
manière satisfaisante pour tout homme qui sait
raisonner que la pléthore sanguine est possible, et
se rencontre fréquemment, aussi bien que la plé-

thore humorale ; conséquemment il serait superflu d'insister davantage sur ce sujet. La fausseté
des assertions de M. Leroy est assez mise en évidence pour quiconque veut ouvrir les yeux ; entrons dans des considérations tirées d'un autre
ordre de chose.

Purgoni. — M. Leroy, si je ne me trompe, ne
nie pas la pléthore sanguine, mais il prétend que
l'augmentation du volume de ce fluide se fait aux
dépens de la sérosité âcre.

Le Comte. — En effet, il s'est trouvé serré de
près ; il n'est personne qui n'ait été témoin du bon
résultat obtenu par une saignée opportune. Comment faire ? Il fallait renverser une croyance universelle, bien qu'elle fût basée sur des faits palpables, incontestables en un mot. Tout le monde a
vu des personnes frappées subitement d'un coup de
sang, comme on dit, et soulagées, souvent même
guéries radicalement par une saignée copieuse. Comment ne pas attribuer cette guérison si subite à l'é-
vacuation du sang, qui était en trop grande quantité. Comment, enfin, fasciner les yeux à tout l'u-
nivers. Cette entreprise aurait pu déconcerter un
individu moins fertile en expédiens, et surtout
moins aguerri : pour le chirurgien de Chante-Coq,
mon Dieu ! cela n'a été qu'un jeu. Vous croyez,
vous autres, dit-il savamment et sans s'émouvoir,
que c'est la sortie du sang qui soulage les malades

qui se trouvent mieux après une saignée ; pas du tout. A la vérité, je sais que le vulgaire, tel qu'Hippocrate, Galien, Boërrhaave, Sydenham, Hoffmann, Stoll, Corvisart, Pinel, Hallé, Bayle et une foule de gens qui se disaient médecins, qui, toutefois, n'avaient que très-peu de connaissances en médecine, vu qu'ils ignoraient la *cause* des maladies ; je sais, dis-je, que tous les médecins, et même tout l'univers, croit que c'est la sortie du sang qui soulage : détrompez-vous. Qui m'empêche de faire passer de la sérosité âcre dans le sang, et d'attribuer à la sortie d'une portion de cette sérosité le mieux qu'éprouve le malade? L'idée lui parut bonne, et il a eu la bonhomie de croire que l'on ne découvrirait pas sa petite manigance et son ingénieuse explication ! C'est ce qui s'appelle jeter de la poudre aux yeux de la multitude. Voici comme il s'explique au chap. v, sect. 2 : « Il est incontes-
» table que la sortie du sang des vaisseaux est ac-
» compagnée d'une portion de la sérosité ou fluide
» humoral qui circule avec lui. C'est à l'évacuation
» de cette portion de matière, *causes efficientes*
» de la douleur (*causes efficientes* au pluriel : le
» petit bout de l'oreille se montre quelquefois) et
» de tous les désordres dans la circulation que l'on
» doit le soulagement momentané que la saignée
» ou les sangsues semblent procurer. »

Il est incontestable!... Moi, je dis qu'il est très

contestable qu'il sort de la sérosité âcre avec le sang, ou plutôt il est certain qu'il n'en sort point, par la raison toute simple et toute naturelle qu'il n'y en a point. Ce qui me surprend, c'est qu'un chirurgien-consultant, un auteur, enfin, qui pourtant n'aura pas manqué d'étudier un peu de chimie, ait pris la partie aqueuse du-sang, le sérum, qui ressemble beaucoup à du petit-lait sous le rapport de sa couleur, de sa consistance et de sa saveur, et qui est tout aussi saine, aussi naturelle que la partie fibrineuse, par exemple, pour un je ne sais quoi, une substance âcre, brûlante ou corrosive qu'il qualifie du nom de *sérosité âcre*. Jamais personne n'a trouvé dans le sang, analysé avec la plus scrupuleuse attention, une seule goutte de sérosité âcre ; jamais M. Leroy, si bon chimiste qu'il soit, n'en a trouvé, jamais il n'en trouvera la plus petite molécule. Il est vrai qu'il a soin de nous avertir, au chapitre Ier, qu'elle est très limpide et extrêmement subtile, et qu'elle peut se répandre comme les *esprits* dans les parties les plus déliées de la machine animale ; il la compare aussi à la rosée suspendue en l'air et dont les parties, subdivisées à l'infini, sont imperceptibles à l'œil et au toucher. Enfin, dit-il ailleurs, on peut dire que c'est de l'eau telle que celle qu'on mêle avec du vin rouge, sans pour cela que sa couleur et sa consistance en soient sensiblement altérées. (Chap. vi, sect. 2.)

Il a pu avoir ses raisons pour dire qu'elle est invisible ; mais il faut convenir que c'est une supercherie bien maladroite et grossièrement ourdie ; la fantasmagorie est passée de mode. Si le sérum qui, après la saignée, se sépare du caillot, de la partie fibrineuse, et que M. le *chimiste* nous donne comme de la sérosité âcre, en était en effet, j'estime que MM. Orfila, Gay-Lussac, Thénard, Dumas et beaucoup d'autres chimistes célèbres la reconnaîtraient aussi bien que M. Leroy, d'autant plus que ses qualités âcres, brûlantes et corrosives la feraient aisément distinguer... Non, M. le chimiste, il n'y a point de sérosité âcre dans le sang. Vous savez pourtant vous-même, M. Leroy ; oui, votre conscience vous le dit, vous savez que le sérum dont nous parlons, et que l'on distingue aisément après la saignée, lorsque le sang est refroidi ; vous êtes persuadé, dis-je, qu'il n'a point les qualités âcres, brûlantes, corrosives, que vous lui prêtez ; vous êtes convaincu qu'il est sain, physiologique enfin, et que c'est à tort que vous le métamorphosez en sérosité âcre ; vous savez tout cela : et pourtant vous dites le contraire à vos lecteurs. Oh ! M. Leroy, oubliez-vous donc qu'ils sont vos frères ? Pourquoi les tromper ? pourquoi les induire dans une erreur aussi grossière et qui peut avoir les suites les plus funestes ? Cependant à chaque page de votre ouvrage vous parlez de bienfaisance, d'humanité, de votre conscience, de votre conviction : c'est donc là la preuve que vous en donnez ?

Montfort. — N'en est-ce point une bonne ? Comment vous les faut-il donc, à vous, M. le Comte ? M. Leroy n'a en vue que le bien de l'humanité. Moi, je réponds qu'il y va avec la plus grande bonne foi du monde ; je le connais.

Le Curé. — Que je suis surpris ! M. le Comte ; je n'aurais jamais cru que la médecine curative renfermât des erreurs semblables ; et pourtant on est forcé de les reconnaître.

Purgoni. — Quel aveuglement, de croire que le sang peut causer certaines maladies ! « Cependant
» l'odeur infecte des cadavres, odeur telle que,
» malgré toutes les précautions usitées, on a les
» plus justes sujets d'en appréhender l'impression
» ou les suites, n'est-elle pas la preuve incontesta-
» ble que la corruption a détruit la vie dans l'indi-
» vidu que l'infection accompagne à sa dernière
» demeure ?... Pourtant le fait est sensible, et l'on
» semble le méconnaître. Oh ! combien sont à
» plaindre ceux qui refusent d'ouvrir les yeux de-
» vant une vérité aussi palpable ! Eh ! ne pour-
» rait-on pas accuser du crime de lèse-humanité
» quiconque, mieux instruit que les autres, serait
» assez faible, assez lâche pour ne pas éclairer ses
» semblables sur des intérêts aussi chers que ceux

» de la conservation de leurs jours. » (Chap. ix, sect. 1re.)

LE COMTE. — Nous laisserons M. Leroy se bercer dans la modeste persuasion qu'il a d'être *mieux instruit que les autres ;* mais pour ce qui est de l'accusation *du crime de lèse-humanité*, il me semble qu'il s'y serait bien moins exposé en gardant son *instruction* pour lui qu'en la prodiguant à *ses semblables*, dont il semble vouloir si fort servir les intérêts....

MONTFORT. — Moi, je pense qu'il voulait encore plus servir les siens propres que ceux de ses semblables. Il a bien tiré son épingle du jeu.

LE COMTE. — Ce qu'il y a de sûr, c'est que M. Leroy avance une erreur manifeste et incontestable en disant que *l'odeur infecte des cadavres prouve que la corruption a détruit la vie de l'individu que l'infection accompagne à sa dernière demeure*. Il faut réellement n'avoir aucune idée des phénomènes de la vie, ni de la mort, ni même de la formation de la corruption, pour raisonner ainsi. C'est encore un de ces faits matériels que le plus simple campagnard peut vérifier. En effet, si l'odeur infecte d'un cadavre était une preuve que la vie de l'individu a été éteinte par la corruption, d'où vient que le cadavre d'un homme qui n'avait point d'humeurs corrompues et qui a péri suffoqué, ou noyé, ou écrasé, exhale une odeur tout aussi infecte que celui qui meurt d'une fluxion de poitrine, par exemple? D'où vient que les cadavres des suppliciés, ceux des animaux qu'on tue, répandent également une odeur fétide? Ont-ils aussi des humeurs corrompues? Vous voyez par là que la corruption ne s'établit jamais dans une portion ou dans la totalité du corps que lorsque cette partie ou tout le corps est privé de la vie, et que les lois physiques et chimiques en vertu desquelles la corruption s'établit ne peuvent exercer leur influence corruptrice que sur les substances qui cessent d'être protégées par le principe vital. La corruption n'est donc pas la cause de la mort, mais l'effet, la suite ; et l'assertion de M. Leroy est évidemment fausse. Voilà cependant ce qu'il donne à ses *semblables* pour une preuve incontestable de l'existence de sa sérosité âcre.

MONTFORT. — Aussi n'y a-t-il que ses semblables qui aient eu la bonhomie d'y ajouter foi.

LE COMTE. — En vous démontrant la possibilité et l'existence de la surabondance du sang, je vous ai prouvé par-là même que le sang pouvait causer certaines maladies, puisque son volume trop considérable, relativement au calibre des vaisseaux qui le contiennent, distendant ces mêmes vaisseaux, leur fait perdre leur force contractile et enraie, embarrasse la circulation. Aussi le praticien qui a le tact fin, averti par le pouls de cet embarras, pra-

tique de suite une saignée qui, en diminuant le volume du sang, rend aux vaisseaux leur force contractile, relève le pouls en rendant la circulation et
plus libre et plus physiologique. Mais s'il mécon-
naît l'état pléthorique et qu'il ne diminue pas le
volume du sang, les vaisseaux, remplis outre mesure, perdent leur élasticité, et à force de se distendre ils finissent quelquefois par se déchirer : de
là les morts subites connues sous le nom de coup
de sang, d'hémorrhagie, d'apoplexie cérébrale ou
pulmonaire, etc. En voilà plus qu'il n'en faut pour
prouver la pluralité des causes des maladies ; mais
je vais encore vous faire quelques réflexions, pour
porter le dernier coup à la cause unique de M. Leroy. Je laisse de côté les qualités morbifiques du
sang, quoiqu'elles soient encore une preuve de la
pluralité des causes qui produisent les maladies. On
connaît assez l'expérience souvent citée de Duha-
mel, et les faits rapportés par Chaussier, qui dé-
montrent incontestablement que le sang de certains animaux acquiert, par le fait seul de l'accélération de la circulation, des propriétés extrêmement
irritantes. Ce résultat n'a rien de bien étonnant; on
conçoit que l'accélération de la circulation doit modifier les qualités physiques et chimiques des fluides
sécrétés et exhalés. Or, une partie de ces fluides
ainsi altérés étant reportée dans le torrent circulatoire par la voie de l'absorption, doit y introduire

des principes hétérogènes qui peuvent augmenter les qualités irritantes du sang. Je laisse également de côté toutes les causes morales, telles que la joie, le chagrin, la colère, etc. ; pourtant je pense que M. Leroy aurait autant de peine à expliquer comment les affections morales corrompent les humeurs, qu'il en aurait à guérir ces maladies avec ses purgatifs. Je vais seulement vous donner une preuve de raison, la voici :

La même cause physique peut-elle produire des effets contraires ?

Le Curé. — Je pense que non ; car pour qu'une cause pût produire des effets contraires, il faudrait qu'elle renfermât deux principes contraires, puisque l'effet n'a que ce qu'il reçoit de sa cause ; mais comme des principes contraires s'excluent réciproquement, il s'ensuit qu'ils ne peuvent se trouver réunis dans le même objet : conséquemment la même cause ne peut produire des effets contraires.

Le Comte. — Cela est évident : ainsi le feu ne peut pas produire le chaud et le froid, le soleil, la lumière et les ténèbres. Or, comme il est certain qu'il y a des maladies de nature contraire, il s'ensuit, d'après le système de M. Leroy, que des maladies contraires ou des effets contraires sont produits par une seule et même cause, ce qui est impossible et absurde : donc le principe sur lequel repose la médecine curative est faux ; donc les conséquences qui en découlent sont également fausses et absurdes, comme sa thérapeutique ou sa manière de traiter les maladies.

Purgoni. — Tout cela est à merveille, M. le Comte ; mais il faut faire attention que tous les hommes n'ont pas le même tempérament ; les uns ont un tempérament fort, les autres un tempérament faible ; conséquemment la même cause peut très bien produire dans ces tempéramens opposés des effets ou des maladies contraires : donc la méthode curative est basée sur un principe solide, donc sa thérapeutique est rationnelle et inattaquable.

Montfort. — Certes, voilà pourtant les *donc* qui roulent de part et d'autre : courage Docteur, la logique est faite pour tout le monde.

Le Comte. — La raison tirée de la diversité des tempéramens ne détruit nullement mon raisonnement, il ne l'affaiblit même pas : en effet quelque différens, quelque contraires même, si vous voulez, que paraissent les tempéramens, il est certain qu'ils ne peuvent jamais changer le mode d'action d'une cause au point de lui faire produire des effets de nature contraire, je vais rendre ceci plus sensible par des exemples : inoculez, vingt fois, cent fois, si vous voulez, le virus de la syphilis sur un individu de tel tempérament que vous voudrez ; quel effet résultera-t-il de chaque inoculation ? la syphilis, n'est-ce pas ? Maintenant tentez la

même expérience sur cent mille individus de tem
péramens différens, contraires même si vous voulez,
qu'obtiendrez-vous? la syphilis, toujours la syphilis,
et jamais la rage, par exemple : de même encore le
virus de la variole, celui de la rage, etc., produira
respectivement toujours les mêmes maladies sur des
sujets de tempéramens et de dispositions individuelles les plus opposées , mais avec des nuances
diverses du plus ou du moins, proportionnées aux
différences des tempéramens et des dispositions
dont nous parlions tout à l'heure. Chacun de ces
virus, de ces germes ne peut produire qu'un être
de son espèce, c'est-à-dire la maladie d'où il est
tiré ; le virus de la rage ne causera jamais la syphilis ni la petite vérole ; celui de la petite vérole
ne développera jamais ni la rage ni la syphilis ,
quelle que soit la différence des tempéramens. Ces
divers virus et bien d'autres encore sont donc autant de *causes spécifiques* d'autant de maladies
différentes, et cependant aucun d'eux ne peut causer deux maladies contraires.

Le Curé.—Ce raisonnement est concluant et de
la dernière évidence, personne ne peut y refuser
son assentiment: d'ailleurs comment expliquer des
maladies contraires chez le même individu? On
n'a plus à faire valoir ici la différence des tempéramens. Mon cher Docteur, je vois que nos affaires

commencent à prendre une mauvaise tournure,
j'augure mal des suites.

MONTFORT. — Vous êtes ce qui s'appelle complètement enfoncés, et je ne crois pas que vous
vous en releviez jamais ; vous faisiez pourtant les
bravaches en commençant. Maintenant il ne vous
reste plus qu'à signer votre testament, car vous
êtes bien et dûment enterrés, je suis justement là
pour vous rendre les derniers devoirs et répondre
Amen à l'oraison funèbre de M. le Comte.

PURGONI. —Vous chantez victoire trop tôt, M. le
Maire, un vieux militaire ne devrait pas ignorer
que l'on n'est pas vaincu pour avoir éprouvé un
échec ; vous ne savez donc pas....

MONTFORT. — Pardon, Docteur, je sais que vous
êtes intrépide et que vous vous débattez encore deux
heures après avoir été vaincu.

PURGONI. — Je suis si peu vaincu que j'ai à opposer un nouvel obstacle que M. le Comte n'a pas
encore renversé. Je voudrais, par exemple, qu'il me
prouvât qu'il y a des maladies de nature contraire ;
car moi, je prétends qu'elles sont toutes les mêmes,
ou plutôt je dirai avec M. Leroy qu'il n'y a qu'une
maladie, conséquemment une seule cause suffit
pour tout produire.

MONTFORT. — A la bonne heure, au moins vous
êtes conséquent, Docteur, et en même temps très

laconique ; unité de cause , unité de maladie , unité de remède , rien n'est plus facile à comprendre.

Le Comte. — Je ne vais pas m'arrêter à démontrer la pluralité des maladies ; tout le monde sait cela. Je vais vous prouver qu'il y a des maladies de nature contraire , un exemple suffira pour mettre cette vérité en évidence. Il n'est personne qui n'ait vu des malades atteints de la plus profonde adynamie, c'est-à-dire d'une maladie par excès de faiblesse générale, force musculaire presque nulle, affaissement, prostration des plus considérables ; pouls extrèmement petit et faible , presque entièrement effacé, peau et extrémités froides, face décomposée, pâle et livide, voix presque éteinte, etc.; du reste, intégrité des fonctions intellectuelles. Il n'est encore personne qui n'ait vu d'autres malades dans un état tout-à-fait contraire, opposé , c'est-à-dire qui étaient atteints d'une maladie par excès de forces générales, les forces musculaires souvent quadruplées , au point qu'il fallait plusieurs personnes pour tenir ces malades dans leur lit ; exaltation effrayante, la face très rouge et gonflée, les yeux saillans, protubérans, très rouges ; cris, vociférations, frénésie, trouble intellectuel, pouls très grand, plein et fréquent, mais surtout excessivement dur; chaleur générale brûlante, langue rouge et sèche , sensibilité abdominale à la pression, etc. Assurément, Messieurs, rien n'est plus contraire

que ces deux affections ; d'une côté faiblesse extrême, de l'autre exaltation effrayante des forces
musculaires. Certes, il n'est pas nécessaire d'être
médecin pour voir que le même mode d'action,
la même cause enfin n'a pas pu produire des résultats si opposés ; le gros bon sens suffit pour s'en
convaincre.

Le Curé. — En effet, il est impossible de ne
pas reconnaître la nature contraire des deux maladies que vous venez de décrire ; il faudrait avoir
perdu la raison, et comme vous le dites bien, M. le
Comte, il ne faut pas un grand effort de génie pour
comprendre que ces deux affections essentiellement contraires n'ont pu être produites par la même
cause.

Montfort. — Eh bien, mon cher Docteur, êtes-
vous enfin battu jusque dans votre dernier retran-
chement ? Vous voilà pris de tous côtés, il faut y
passer.

Purgoni. — Mais, M. le Comte, la sérosité âcre,
se portant sur des appareils différens, ne pourrait-
elle point produire des maladies contraires ? par
exemple, si elle se portait dans le sang ?

Le Comte. — Je vous ai déjà dit qu'il n'y avait
point de sérosité âcre dans le sang, comme l'a imaginé M. Leroy. Mais quand même il y en aurait,
elle ne produirait pas des affections contraires. Un
exemple va encore vous le faire reconnaître : pre-

nez le virus que vous voudrez, celui de la rage, par exemple, introduisez-le dans le sang, quelle maladie en résultera-t-il ? La rage et toujours la rage. Ainsi, que les tempéramens soient contraires ou semblables, que la maladie ait son siége dans un appareil , dans une partie ou dans une autre, la même cause produira toujours des effets plus ou moins identiques, selon la différence des dispositions individuelles. D'après cela, vous voyez clairement que la médecine curative est basée sur des fondemens ruineux, puisque M. Leroy part d'un principe faux , désavoué par la raison et démenti par l'expérience, je veux dire l'*unité* de la cause de toutes les maladies. Il nous reste maintenant à examiner sa thérapeutique.

Le Curé. — Elle est la conséquence des principes qu'il a posés : au reste nous examinerons cela la prochaine fois.

NEUVIÈME ENTRETIEN.

MONTFORT. — Il est bon de vous avertir, M. le Comte, qu'il faut se hâter de mettre fin à nos disputes sur la médecine curative ; autrement, madame Purgoni ne tarderait pas à être veuve, et probablement qu'elle n'en serait pas contente.

LE COMTE. — La chose est plus que *probable ;* mais, Dieu merci, je pense qu'elle n'a rien à craindre, nous n'irons pas sur le terrain.

LE CURÉ. — On y va quelquefois pour beaucoup moins ; il suffit d'un démenti ou d'un mot échappé et mal accueilli pour donner lieu à un duel. Il n'y a pas jusqu'aux jeunes gens encore sur les bancs qui ne se proposent le pistolet : quelle pitié! et surtout quel triste aveuglement !

MONTFORT. — Oh, ce n'est pas le duel que madame Purgoni redoute; elle sait bien...

PURGONI.—Qu'est-ce donc, M. le Magistrat ? ma santé vous paraît-elle?...

MONTFORT. — Hem, votre *facies* n'est déjà pas trop rassurant : voyez, Messieurs, comme il est pâle et défait ! vraiment, si cela dure encore long-temps, il va bientôt aller où il en a envoyé bien d'autres. Le jour, il visite ses *ourgomanes*, et la nuit, au lieu de se livrer au sommeil, il la passe à se meubler la tête d'argumens pour défendre la médecine curative. Il est impossible que sa santé n'en souffre pas.

Le Curé. — En ce cas je ne vais pas le perdre de vue ; car nous avons un *petit compte* à régler nous deux, n'est-ce pas, M. Purgoni?

Purgoni. — Oui, oui, mais, Dieu merci...

Montfort. — Oh, par exemple, vous ne l'y tenez pas encore, est-ce que les médecins ont le temps de s'occuper de leur conscience? D'ailleurs, ce sont tous de fort braves gens; qu'iraient-ils dire à confesse? quand ils tueraient au plus chacun une vingtaine de malades par an, on se garde bien d'en avoir mal au cœur et surtout à la conscience ; ce sont de petits accidens du métier.

Purgoni. — Je ne sais pas si c'est le temps qui manque, ou bien s'ils n'y ont que faire ; mais ce qu'il y a de sûr, c'est que les maires aussi bien que les médecins, ne rôdent pas souvent autour des confessionnaux.

Le Curé. — Vous conviendrez que ce n'est pas ce qui leur gagne le mieux l'estime et la considération publique. Quand on n'offre pour toute garantie sociale que le frein qu'imposent les lois civiles, dont il est si facile d'esquiver les atteintes, on est loin d'avoir des droits à la confiance que doit s'attirer tout dépositaire des secrets les plus sacrés des familles. Il faut qu'il soit retenu par un lien plus fort et plus capable de tenir en respect que les lois civiles; il faut une conscience intègre, en un mot, il faut une religion solide. Ceci est même dans les intérêts matériels des médecins surtout; car il est certain que, tout égal d'ailleurs, on s'adresse de préférence à un homme consciencieux et qui donne des preuves d'une piété véritable et sincère. Les impies eux-mêmes lui accorderont plutôt leur confiance, qu'à un homme de leur *trempe*, parce que, le plus souvent, nous ne pouvons supporter nos propres défauts chez les autres, et que nous voulons trouver en eux les qualités et les vertus que nous n'avons pas.

MONTFORT. — Ils sentent bien tout cela; mais il y a un point dans la religion qui effarouche leur piété, c'est la confession. Si vous donniez des absolutions publiques, *in globo*, comme on dit, ils y accourraient en foule.

LE CURÉ. — La simple raison montre clairement que cela est impossible; car, pour juger de l'état des consciences et appliquer le remède à la nature du mal, il faut nécessairement que le confesseur, pour ne pas agir en aveugle, descende dans le détail de chaque conscience et qu'il en sonde tous les replis. Tel conseil convient à un pénitent qui serait quelquefois préjudiciable à l'autre.

MONTFORT.—C'est dommage que vous ne puissiez simplifier votre méthode, de manière que le même *remède* fût applicable à toutes les maladies de l'ame ; votre besogne serait bien abrégée.

LE CURÉ. — Oui, mais ce n'est pas dans les choses possibles.

LE COMTE. — Pourquoi non ? Est-ce que vous ne pourriez pas combiner, arranger une phrase qui s'adapterait également au traitement de toutes les passions ? Est-ce que, par exemple, le même avis ne pourrait pas combattre l'avarice la plus sordide, et en même temps la prodigalité la plus excessive ? Est-ce que ce même avis ne pourrait pas aussi calmer un cœur dévoré par le feu d'un amour impur, et un autre travaillé par une haine implacable et le désir de la plus cruelle vengeance ?

PURGONI. — Je vois bien où vous voulez en venir, M. le Comte ; mais attendons.

LE CURÉ. — Je suppose que M. le Comte ne me fait pas cette question sérieusement ; il sait bien que chaque passion doit être combattue par des moyens appropriés. Ainsi, le désintéressement et le détachement des biens temporels qui doivent être conseillés contre l'avarice, conviendraient fort peu pour guérir de la prodigalité : l'impureté, la colère et la haine doivent également être combat-

tues par des moyens différens et même opposés. Il
en est de même de tous les vices, il faut à chacun
un antidote particulier.

Le Comte. — Eh bien, Messieurs, le même raisonnement s'applique aux traitemens des maladies
du corps. De même qu'en général chaque passion
ou chaque maladie de l'ame réclame un remède
particulier, adapté d'abord à la nature du mal, ensuite au degré de développement des facultés intellectuelles du pénitent, à sa pente, à ses dispositions
naturelles, à son âge, à son sexe et à mille circonstances qui font autant de nuances particulières qui
doivent modifier le traitement; de même aussi
chaque maladie du corps doit être traitée par une
médication particulière, combinée et dirigée d'a-
près le génie, la nature de l'affection, d'après le
tempérament, l'âge, le sexe et les dispositions naturelles du sujet. Ainsi, un médecin qui prétend
guérir toutes les maladies par un seul remède, ne
s'entend pas plus à l'art de guérir, que ne s'enten-
drait dans la conduite des ames un confesseur qui
se mettrait en tête de combattre toutes les passions
et de déraciner tous les vices par un seul et même
moyen, une seule et même phrase enfin. Ce qui
convient à tel individu serait inutile et même très
souvent nuisible à tel autre. La variété, la différence que présentent entre elles les maladies, tant
morales que physiques, sont tout aussi tranchées

que celles qui se trouvent dans les caractères et les visages : aussi, les formules des confesseurs et des directeurs ne sont ni moins nombreuses, ni moins variées, ni moins opposées quelquefois entre elles que celles des médecins, parce que les uns et les autres savent que leurs médications doivent être appropriées à la nature des maux qu'ils traitent, et modifiées selon le tempérament et les dispositions individuelles des malades.

Purgoni. — Comme je n'ai point étudié la théologie, je ne dirai rien là-dessus : ceci n'est pas de ma compétence, et ces messieurs s'arrangent comme ils l'entendent ; nous autres, médecins, c'est autre chose, nous n'employons qu'un seul moyen arrangé selon le besoin de la nature et dont l'efficacité est constatée par des faits nombreux. M. le Comte m'a mis en défaut sur la doctrine de M. Leroy ; mais sur le traitement je suis son homme ; me voilà sur mon terrain maintenant, les purgatifs, c'est mon fort ; je les ai tant employés ! Dieu ! quand je pense combien j'en ai fait avaler !.. Aussi j'attends de pied ferme quiconque...

Montfort. — Hem ! malheureusement vous n'en avez que trop fait avaler pour le salut de votre ame et pour la santé de vos cliens.

Purgoni. — Vous voudriez que je sauvasse tous les malades qui se confient à mes soins, vous, M. le Maire. Est-il un seul médecin qui n'en perde quelques-uns ? Oui, j'emploie les purgatifs, et les purgatifs seuls, et ils me réussissent parfaitement, aussi je ne crains pas que l'on me démonte là-dessus ; nous verrons que ce n'est pas en vain que j'ai passé la nuit.

Montfort. — Ah ! ah ! Docteur, il paraît que vous êtes ferré sur cette matière : prenez garde à vous, M. le Comte ; avez-vous aussi passé la nuit ?

Le Comte.—La montagne du vieux La Fontaine faisait encore plus de bruit, et elle accoucha d'une souris ; ce n'est pas cela qui m'effraie. Je n'en poserai pas moins en thèse qu'un seul remède n'est pas applicable à toutes les maladies, pas plus qu'une seule cause ne peut les produire toutes. Dans soixante ans d'existence, j'ai vu bien des méthodes uniques dirigées contre toutes les maladies, des méthodes exclusives, et qui faisaient grand bruit à leur apparition ; j'en ai vu de consignées dans un grand nombre d'ouvrages, pas une seule n'a pu se maintenir, elles sont toutes tombées les unes après les autres et se sont succédé plus ou moins rapidement. Pourquoi ? parce que toutes étaient fausses, et que la vérité seule subsiste et reste permanente. Chaque siècle a amené ses travers, ses folies et ses ridicules nouveaux, tôt ou tard le temps en a fait justice. Combien n'a-t-on pas vu de prétendus *guérisseurs* qui allaient colporter une panacée universelle, un remède qui guérissait toutes

les maladies ? Combien de tambourineurs d'arca-
nes qui allaient de ville en ville...

Purgoni. — Oui, mais c'étaient des charlatans
qui se montraient sur les places publiques, débitant
des sornettes et des inepties ; M. Leroy est toujours
resté chez lui.

Montfort. — Cela ne fait rien à la chose ; il ne
prétend pas moins guérir toutes les maladies avec
ses purgatifs seuls, et cela ressemble assez à la méthode de ces *paroissiens* à tréteaux dont parle
M. le Comte.

Le Comte. — Que sont devenus les prétendus
possesseurs de la pierre philosophale, de la panacée universelle, les chercheurs du mouvement per-
pétuel, de la quadrature du cercle, les enthousiastes partisans du magnétisme animal et du som.
nambulisme ? Tout cela a eu une vogue étonnante
au début ; maintenant on sait à quoi s'en tenir,
l'expérience a dissipé l'illusion. Le magnétisme
surtout était une rage ; beaucoup de magistrats, de
prélats même, de militaires, achetèrent cent louis
l'art de magnétiser ; des hommes de cour, et surtout beaucoup de jeunes femmes vaporeuses, vin-
rent en foule chez Mesmer, l'auteur de cette immo-
rale découverte, payer fort cher le plaisir d'avoir
des convulsions provoquées par la seule imagination. Le magnétisme, après avoir excité l'enthousiasme comme tout ce qui est nouveau, est resté

dans l'enfance et ne paraît nullement devoir atteindre le développement qu'a pris l'électricité à laquelle on le compare : à peine en entend-on parler maintenant.

Qu'est devenu l'imposant Cagliostro avec son élixir d'immortalité ? Environné de tout l'appareil d'un thaumaturge, il s'annonça comme un prophète, se dit âgé de plusieurs siècles , prêcha l'illuminisme, étonna ses adeptes par les prestiges de la fantasmagorie encore inconnue en France , et distribua à ses amis son élixir d'immortalité. Je pourrais vous citer par centaines des escroqueurs de ce genre qui sont venus tour à tour apporter leur spécifique. Je me contenterai de vous donner le nom des principaux qui exercent encore aujourd'hui en France ce trafic honteux, et qui exploitent à qui mieux mieux la crédulité publique au moyen de leurs purgatifs et de leurs vomitifs.

Purgoni. — Mais, M. le Comte, quand vous nous aurez nommé tous les charlatans qui sont en vogue aujourd'hui, la question sur l'efficacité de la médecine curative n'en sera pas plus avancée ; car je suppose que vous êtes assez juste pour ne pas assimiler M. Leroy à tous ces hommes qui vendent des remèdes secrets ou qui vont les débiter sur les places publiques ; car, comme dit fort bien M. Mesnard au huitième chapitre de l'Introduction : « Le charlatan est un faux médecin qui se montre en

public, soit sur un char , soit sur un théâtre pour
vendre de la thériaque ou toute autre espèce de
drogue , etc. Depuis quand , continue le même auteur de l'Introduction , les charlatans se sont-ils
avisés de faire imprimer leurs ouvrages et d'en
faire hommage aux représentans d'une grande nation ? Ouvrages qui, dans l'espace de quinze années,
ont eu douze éditions tirées à six mille et même à
douze mille exemplaires. Si un tel médecin est un
charlatan , il faut convenir que c'est un charlatan
d'une nouvelle espèce , un phénomène... »

Le Comte. — Voilà encore des raisonnemens *à
la Mesnard* , c'est-à-dire des déclamations vaines
et sans aucun fondement. D'abord , il a une idée
fausse du charlatanisme ; car il n'est pas du tout
nécessaire d'aller sur place pour remplir le rôle
honteux de charlatan , il suffit, comme nous l'a-
vons déjà dit , de promettre ce qu'on ne peut pas
tenir , bien qu'on ait la conscience de son ignorance,
et de prétendre guérir toutes les maladies par un
seul remède ; en second lieu, il prétend que les
charlatans ne font pas imprimer leurs ouvrages,
c'est encore une erreur. Il est à regretter que
M. Mesnard n'ait pas étendu davantage ses recherches philantropiques; il aurait vu qu'un *Guillé* a
publié une brochure sur les propriétés merveilleuses d'une *liqueur purgative* , imitée des *purgatifs*
de M. Leroy , et qu'il appelle *élixir anti-glai-*

reux ; il aurait vu qu'un certain *Giraudeau*, dit *de Saint-Gervais*, a également mis au jour une brochure dans laquelle il établit que toutes les maladies proviennent de la *dégénérescence du sang*, et dans laquelle aussi il préconise son *rob régénérateur du sang*. Il se serait assuré, M. Mesnard, que ces hommes avides d'argent et de célébrité, bien connus comme charlatans, ont si habilement exploité la crédulité publique, qu'ils ont su, aussi bien que M. Leroy, par la vente de leurs brochures et de leurs remèdes, réaliser, dit-on, chacun deux ou trois millions de fortune. Il aurait vu qu'un *Rouvière* a fait imprimer un ouvrage plus volumineux que la méthode proprement dite de M. Leroy, et qui est à sa douzième édition. Cet auteur prétend que toutes les maladies sont produites par une *cause unique*, les glaires auxquelles donne lieu un estomac délabré. Aussi il propose, ou plutôt il vend un *toni-purgatif* merveilleux qui a guéri des milliers de malades abandonnés de leurs médecins. Voilà cependant des charlatans fieffés qui *se sont avisés de faire imprimer leurs ouvrages ;* ce qui prouve que M. Mesnard n'est pas fort judicieux dans le choix des raisons qu'il apporte pour justifier M. Leroy du reproche qu'on lui a fait d'être charlatan. Ce qu'il y a de plaisant, c'est que tous ces vendeurs de *spécifiques universels*, sans en excepter M. Leroy, se dénigrent réciproquement dans leurs écrits, blâment, combattent, réfutent les méthodes de leurs confrères, qui, au fond, sont absolument les mêmes,

Et se rendent justice en se méprisant tous.

MONTFORT. — Il n'en est plus ainsi à présent, M. le Comte; dans mon dernier voyage de Paris, j'ai appris qu'ils étaient parfaitement d'accord maintenant. Ils sont là une dizaine de *paroissiens* engraissés par leur heureux négoce qui mènent des trains de prince. Ils ont chacun un hôtel magnifique à Paris, maisons de campagnes, équipages, cocher et laquais, etc., etc. Ils s'entr'aident à dépenser le plus gaîment possible les revenus de plusieurs millions de capitaux qu'ils ont amassés à vendre du *jalap*. Ils s'en donnent maintenant et rient de la crédulité ou plutôt de la bêtise du peuple qui a eu la bonhomie de se laisser prendre aux noms baroques de *sérosité âcre*, d'élixir *anti-glaireux* de *rob régénérateur du sang*, etc.

PURGONI. — C'est la moindre des choses que M. Leroy se donne quelques douceurs sur la fin de ses jours ; il s'est donné assez de peine.

LE CURÉ. — Je ne conçois pas cela ! est-ce que ces hommes dont vous venez de parler, M. le Comte, prétendent aussi guérir toutes les maladies avec un seul remède ?

LE COMTE. — Non-seulement avec un seul remède, mais il y en a qui emploient les mêmes sub-

stances que M. Leroy ; ainsi Guillé emploie exactement les mêmes substances que lui , seulement il
y ajoute une liqueur inerte qui en corrige le mauvais goût , en ayant soin de ne pas appeler simplement purgatif cette fameuse composition , mais en
lui donnant le nom d'*élixir anti-glaireux*. Ce
qu'il y a de remarquable en cela , c'est que M. Leroy blâme cet *élixir* au chapitre 9 , sect. 9 de sa
méthode. Cela se conçoit ; M. Guillé à la vérité emploie bien les mêmes substances que M. Leroy ; mais
il a eu la maladresse de dire que toutes les maladies
étaient produites par les glaires, tandis qu'il aurait dû
les attribuer à la sérosité âcre, et appeler simplement
purgatifs ce qu'il appelle *élixir anti-glaireux*.
Un autre charlatan, M. Sabatier, emploie également
les mêmes substances , mais en poudre, et y ajoute
un peu de cassonade pour mieux masquer son
jalap, etc , et décore le tout du beau nom de *sucre
Mexico-purgatif*. Un autre encore, *Meugnier de
Chesnier* , exerçant, dit-on, la médecine sans aucun titre, et se disant *chirurgien-consultant*, vend
une tisane purgative à 25 fr. la bouteille, qui n'est
autre chose que du jalap , de la scammonée, etc.;
de même enfin, M. Rouvière, avec son toni-purgatif
qui se compose des substances purgatives ordinaires , et qui sont employées par tous nos médecins ,
non pas dans toutes les maladies , mais dans quelques-unes. Toutes les méthodes de ces divers mar-

chands de purgatifs et de beaucoup d'autres que je pourrais vous nommer et dont j'ai une liste fidèle, ne diffèrent entre elles que par la nature de la prétendue *cause* unique qu'ils assignent à toutes les maladies, et par le nom dont chacun d'eux décore son spécifique ; mais au fond tout se réduit à attribuer toutes les maladies à la *corruption des humeurs,* sous les noms de sérosité àcre, de glaires, etc. C'est un langage qui a fait des dupes en tous temps et qui en fera encore, parce que le peuple est toujours porté à croire que ce sont les humeurs qui causent ses souffrances.

Je ne vous ai cité ici que les *purgeurs ;* mais il y a bien d'autres méthodes exclusives dont les auteurs prétendent aussi guérir toutes les maladies par un seul remède. A les entendre ils obtiennent les plus grands succès et jamais aucun revers.

MONTFORT. — On n'en trouve pas un dans la médecine curative non plus ; elle a toujours réussi à merveille. Si quelquefois le malade fait la sottise de mourir, c'est toujours sa faute ; il ne s'est pas assez purgé, ou bien son médecin ordinaire lui a fait prendre quelque mauvaise drogue, mais ce n'est jamais la faute de la médecine de M. Leroy.

PURGONI. — Puisqu'elle ne manque jamais, voulez-vous que l'on dise qu'elle a mal réussi dans telle ou telle circonstance ? Certes, moi je trouve que ceci est

bien en sa faveur ; qu'en pensez-vous, M. le
Curé ?

Le Curé. — Je ne suis plus aussi hardi qu'en
débutant, et je crois que j'aurai plus de profit à
me taire et à écouter.

Le Comte. — Mais, M. Purgoni, si les purgatifs
ne *manquent* jamais, d'où vient qu'ils ont été abandonnés comme toutes les panacées universelles ?
je dis abandonnés comme traitement unique contre toutes les maladies, car ils n'ont pas cessé d'être
employés dans certaines affections. Mais il a été un
temps où ils occupaient à peu près seuls la scène
médicale ; on purgeait dans toutes les maladies, et
tout le traitement consistait en purgations plus ou
moins actives. Cependant ils sont tombés dans l'oubli comme toutes les méthodes exclusives qui les
avaient précédés.

Purgoni. — Êtes-vous bien sûr, M. le Comte,
que les purgatifs aient déjà été employés comme
traitement unique contre toutes les maladies ?

Le Comte. — Oui, Monsieur, j'en suis très sûr ;
quelques anciens les donnaient, comme M. Leroy,
dans tous les genres d'affection pathologique, et, qui
plus est, dans le but d'évacuer les humeurs corrompues qu'ils regardaient comme la cause de toutes
les souffrances, ce qui est absolument la même
doctrine que celle de la méthode curative.

Le Curé. — Oh, mais réellement ceci est par trop fort; M. Leroy se moque donc du monde !

Montfort. — Vous êtes impitoyable, M. le Comte ; vous lui enlevez jusqu'à l'honneur de la découverte; il fallait au moins lui laisser le mérite de l'invention. Ce pauvre M. Leroy avait pourtant bien caché son jeu ! Cependant voilà son larcin mis au grand jour. On pourrait lui appliquer ce qu'un homme assez spirituel dit à un traître qui avait essayé de le desservir en inventant plusieurs calomnies sur son compte. Un jour qu'ils se trouvaient ensemble à table et que le calomniateur se plaignait que depuis quelque temps il devenait tout chauve, l'autre qui avait connaissance de tout ce qu'il avait inventé sur son compte, lui repartit finement : Mon cher, *tôt ou tard Dieu permet que tout se découvre.*

Le Curé. — L'application était vraiment heureuse, et je crois qu'on pourrait également la faire à M. Leroy, puisque sa petite manigance est découverte.

Purgoni. — Moi, je n'ai jamais vu nulle part qu'on ait employé autrefois les purgatifs contre toutes les maladies.

Le Comte. — Il n'en est pas moins vrai que la puissance curative des purgatifs a été célébrée longtemps avant M. Leroy ; qu'on a vu des praticiens qui purgeaient sans fin, qui regardaient ces remèdes comme convenables dans tous les genres de maladies, et qui, comme dit M. Barbier, « prétendaient justifier la bizarrerie de leur conduite par les succès qu'ils obtenaient. Dans leur théorie, ils faisaient jouer aux purgatifs un rôle aussi important que spirituel : ces agens possédaient la faculté de dépouiller les différentes parties du corps d'une humeur qu'ils appelaient *peccante*. Ils attiraient à eux les matières morbifiques, ils s'en emparaient et venaient les déposer dans les intestins par une force élective. » Cette propriété occulte que les anciens accordaient à leurs purgatifs ne ressemble-t-elle pas parfaitement à l'heureux privilége qu'ont ceux de M. Leroy, d'aller chercher dans les différentes parties du corps, non pas l'humeur *peccante* des anciens, mais la *sérosité âcre*, de la choisir parmi les humeurs saines, de s'en emparer et de l'apporter dans les intestins ? Qu'en pensez-vous, M. Purgoni ? ne trouvez-vous pas une similitude exacte entre cet ingénieux discernement de vos purgatifs et la force élective de ceux des anciens ?

Purgoni. — En effet, d'après ce que vous nous dites, les anciens avaient aussi reconnu aux purgatifs cette propriété élective ; mais je ne puis concevoir cela ; car M. Leroy dit qu'avant lui les purgatifs n'avaient jamais été employés comme traitement unique contre toutes les maladies.

Le Comte. — Si vous doutez de ce que je vous

dis, ouvrez l'histoire de la médecine, ou le *Dic-
tionnaire des Sciences médicales;* vous y verrez,
par exemple, ce passage que j'en ai extrait, et que
voici : Si l'on se pénètre un instant de la théorie qui
dirigeait les partisans de la médecine humorale ; si
l'on se représente chaque maladie occasionnée (re-
tenez bien ceci), chaque maladie occasionnée, entre-
tenue par un *principe* dont les agens purgatifs
peuvent déterminer la sortie, on conçoit aussitôt
pourquoi, à une certaine époque, on s'en servait
toujours. Ces moyens pharmacologiques se présentaient au praticien sous un jour si séduisant, qu'il
ne balançait jamais à réclamer leur secours ; ils promettaient d'emporter la *cause morbifique*, et, par
une suite nécessaire, de faire cesser le désordre pathologique que celle-ci entretenait. Aussi, quand,
après un purgatif, la maladie continuait, on con-
cluait qu'il restait encore quelque chose à évacuer :
Tamen aliquid superest, comme le dit Guy-Patin ;
et l'on recommençait. L'imagination poursuivait
sans cesse le reste de cette prétendue humeur *peccante*, et l'on administrait dans une seule maladie
jusqu'à 10, 20 et 40 médecines, comme on le voit
dans les lettres si piquantes du médecin que nous
venons de citer. (*Dict. des Sciences méd.*, t. 46,
art. Purgatif, p. 200.) Il y a eu aussi des médecins
qui ont cru que la sérosité acquérait des propriétés
malfaisantes et causait toutes les maladies. Sylvius

de Leboë disait, lui, que la sérosité devenait âcre, acide , et que c'était en vertu de ce caractère d'â-creté qu'elle déterminait des congestions de cette humeur et qu'elle causait certaines maladies , l'hy-dropisie, par exemple.

MONTFORT.—Mon cher Docteur, cela sent la médecine curative toute pure.

LE CURÉ. — En effet, c'est là que M. Leroy a puisé les idées-mères , et ce qu'il appelle les vérités fondamentales de sa méthode ; c'est à cette source qu'il a puisé, on ne peut en douter. Les purgatifs des anciens promettaient d'emporter la *cause mor-bifique;* voilà bien la *cause unique* de M. Leroy, qu'il faut évacuer pour guérir ; et puis quand la maladie persistait , ils concluaient qu'il restait en-core quelque chose : le *tamen aliquid superest* de Guy-Patin est absolument la même conclusion que tire M. Leroy : Lorsqu'un malade ne guérit point, il n'a pas été assez purgé, dit-il. Ah ! M. Le-roy , nous voyons maintenant de quel bois vous vous chauffez.

PURGONI. — C'est qu'il n'a peut-être pas lu les anciens , au contraire, et qu'il a cru que personne n'en avait parlé avant son beau-père ; car on lit dans son ouvrage que Pelgas a surpris la nature sur le fait, ce qui prouve....

MONTFORT. — Dites plutôt qu'il l'a surprise sur le pot (pardon de l'expression , messieurs); et encore, il ne lui a pas fallu beaucoup de nez, puisque les anciens lui ont mis le doigt sur la lettre, ou plutôt il n'a fait que rafraîchir leurs vieilles erreurs. Voyez un peu ce front d'airain ! il exhume du fond des tombeaux de l'oubli une vieille carcasse de doc- . trine dévorée par les temps, il la revêt d'ornemens plus bizarres les uns que les autres, et puis, grave- ment appuyé sur son grand bâton d'Esculape, il vient nous dire d'un ton d'importance : Je suis pro- phète et thaumaturge!... et le public ignorant de crier : A la nouveauté! au miracle! Pour moi, je dis : Encore un grippe-sous comme on en voit tant.

PURGONI. — La méthode curative n'est toujours pas entièrement semblable à celle des anciens ; ceux- ci ne parlaient pas du germe de corruption.

MONTFORT. — En effet, jamais personne n'en avait parlé avant M. Leroy, et, qui plus est, per- sonne n'en parlera après lui : c'est un honneur qui lui est tout-à-fait personnel, honneur d'autant mieux mérité, qu'il a changé la croyance universelle de tous les peuples de l'univers sur ce point ; ou s'il ne l'a pas encore changée, cela ne tardera pas ; car on commence à apprécier le produit du génie du chi- rurgien-consultant de Chante-Coq.

LE COMTE. — Ce qu'il y a de sûr, c'est que le temps fera justice de la médecine curative comme il a fait de toutes les méthodes exclusives. Il ne res- pectera pas plus les purgatifs présentés par M. Leroy, qu'il n'a fait ceux des anciens. Car, voulez-vous prévoir l'avenir? consultez le passé : ce qui s'est fait se fera encore ; il n'y a rien de nouveau sous le soleil. Les purgatifs ont été prônés autrefois comme étant l'unique moyen de guérir toutes les maladies ; l'expérience a prouvé le contraire, et on a cessé de les employer comme traitement unique dans toute espèce d'affection. M. Leroy les ramène encore pour leur faire jouer leur ancien rôle : ils auront le même sort. L'expérience est une pierre de touche qui ne manque jamais de faire reconnaître la nature des objets. La médecine curative a fait grand bruit parmi le peuple à son début ; car tout ce qui paraît inté-resser sa santé ou sa bourse est toujours sûr d'être bien accueilli ; mais à mesure qu'elle a vieilli et qu'on en a vu les résultats, l'enthousiasme s'est ralenti progressivement : aussi elle est loin d'être aussi en vogue que dans le commencement.

Purgoni. — Pas à l'étranger toujours ; à Naples, par exemple, allez voir si elle n'y règne pas avec le même enthousiasme qu'à son début. Je sais bien qu'en France ses partisans n'augmentent pas, mais ce n'est pas étonnant, vous autres Français, vous êtes si changeans ! Aujourd'hui vous haïssez à mort ce que vous adoriez la veille. Votre caractère léger et inconstant se montre en tout, en médecine comme en politique. Vous étiez encore bien plus engoués de la liberté que de la médecine curative, et cependant vous voyez comme tout cela se tourne maintenant. Aussi, vous ne pouvez rien inférer du refroidissement qu'éprouve la médecine curative en France, puisque vous êtes déjà dégoûtés de la liberté elle-même, et cependant elle ne fait que naître ; que sera-ce quand elle aura l'âge de la médecine curative ?

MONTFORT. — Il vaut bien mieux se dédire que se détruire, Docteur.

LE COMTE. — Ce n'est pas précisément l'inconstance qu'il faut reprocher à la nation française ; son grand mal est plutôt de tout admettre sans examen et sans considérer les suites. Nous ne savons pas profiter de l'expérience de nos pères ; il suffit de nous présenter les choses sous *une couleur nouvelle*, pour que nous y donnions à plein collier, comme on dit. Aussi, lorsque notre propre expérience vient nous éclairer et dissiper l'illusion, nous chantons la palinodie : heureux encore que nous en ayons la sagesse. Ne pensons pas, pourtant, que ce vice radical soit particulier au peuple français ; toutes les nations en sont plus ou moins profondément atteintes, il est inhérent à l'esprit humain. L'homme, dévoré par des désirs insatiables, est sans cesse occupé à chercher partout le bonheur ; il passe d'un objet à l'autre, et son cœur, semblable à la boussole qui ne s'arrête que lorsqu'elle est tournée vers le nord, s'agite continuelle-

ment en cette vie ; et comme il espère toujours
trouver une plus forte dose de félicité dans les choses qu'il ne connaît pas ou qu'il connaît mal, il les
accueille par une sorte d'instinct presque irrésisti-
ble ; preuve, pour le dire en passant, que nos désirs,
plus vastes que l'univers, ne peuvent être satisfaits
que par la possession de Dieu, le principe, le centre
et la fin de tous les êtres.

Lorsque le premier enthousiasme est passé, que
nous examinons le fond des choses et que nous les
jugeons sans passion, alors nous changeons de manière de voir et nous désapprouvons ce qui nous
avait paru digne de nos suffrages. L'erreur se dé-
voile toujours tôt ou tard, parce que le temps finit
par tirer le rideau qui la masquait ; la vérité, au contraire, brave les siècles et se rit des vains efforts
des mortels. Voyez la saignée, il y a plus de vingt
siècles qu'elle est en usage dans certaines maladies,
elle sera employée jusqu'à la fin du monde. Tant
qu'il y aura des hommes sur la terre , le quinquina
sera en usage dans les fièvres intermittentes et surtout celles que les médecins appellent fièvres pernicieuses ; le mercure sera à jamais employé dans le
traitement de la syphilis ; l'iode sera toujours regardé comme un spécifique contre le goître ; la belladone ne cessera jamais d'être employée contre
la coqueluche, les névralgies ; les purgatifs eux-
mêmes ne cesseront pas d'être en usage dans cer-

taines maladies. Depuis que Mélampe a guéri les filles de Prétus au moyen des purgatifs , on les a constamment employés dans l'embarras gastrique, intestinal, etc. (1). Voilà autant de médicamens qui traverseront tous les siècles et forceront chaque génération d'y avoir recours. Pourquoi? parce qu'ils sont fondés sur des principes vrais, et que la vérité ne s'use point; les années ne peuvent rien contre elle. Elle voit toutes les erreurs passer et se dissiper comme une ombre, tandis qu'elle demeure inébranlable : aussi , depuis l'instant où chacun de ces médicamens a été découvert , on les a toujours employés avec une égale constance, parce que leur efficacité ne s'est jamais démentie.

MONTFORT. — Ce n'est pas tout-à-fait ce que dit la médecine curative , n'est-ce pas, Docteur ?

PURGONI. — Oh, assurément; car M. Leroy dit positivement « qu'à l'exception des purgatifs , tous ces remèdes sont, par leur nature , de grands ennemis de l'espèce humaine, et que la plupart sont autant de poisons. » Chap. 5ᵉ, sect. 12.

LE COMTE. — Nous ne disputerons point sur le nom qui convient à ces médicamens; il plaît à M. Leroy de les appeler *poisons*, je n'ai pas le

____

(1) Cicéron dit, lib. IIIᵉ, *De Naturâ Deorum*, que le troisième Esculape, qui était fils d'Arsippe et d'Arsinoé, inventa la purgation, mais le premier fait historique de l'emploi des purgatifs est celui des filles de Prétus.

droit de l'en empêcher ; seulement cette qualification s'accorde à merveille avec celle qu'il prodigue à chaque page de sa brochure à tous les médecins. Au reste, il a cela de commun avec tous les novateurs ; toujours ce qui a été fait est très-mal, et ceux qui ont précédé étaient de profonds ignorans. Jusque-là, d'après le chirurgien de Chante-Coq, tous les médecins ont été dans l'erreur, ont traité les maladies sans savoir ce qu'ils faisaient, et n'ont employé que des remèdes contraires, et la plupart du temps des poisons. Eh bien, n'importe, admettons que ce soit des poisons, n'en déplaise à M. Leroy, il y a un grand nombre de maladies qu'il n'a jamais guéries et ne guérira jamais sans l'emploi de ces mêmes poisons.

Purgoni. — Oh, mais ceci est trop fort ! pourriez-vous en citer une seule, M. le Comte.

Le Comte. — Vingt, si vous voulez : guérissez donc, par exemple, la fièvre pernicieuse sans le quinquina.

Vous savez, Messieurs, que les médecins appellent fièvre pernicieuse, certaine fièvre qui emporte ordinairement le malade au plus tard le 5ᵉ accès, si on ne l'arrête pas par la préparation du quinquina qui peut seule la guérir, et qui la guérit en effet, avec une certitude presque mathématique : rien que ce seul cas suffit pour confondre tous les rêves de M. Leroy.

Purgoni. — La fièvre pernicieuse... la fièvre pernicieuse... Mais est-ce qu'il n'y a pas de guérisons de cette maladie rapportées parmi les faits nombreux, consignés... ?

Le Comte.—Je les ai tous passés et examinés avec attention, et je suis sûr, très sûr même qu'il n'y a pas eu une seule fièvre pernicieuse de guérie. M. Leroy n'en a jamais guéri et n'en guérira jamais sans le quinquina. Qu'il fasse donc disparaître le goître sans l'iode; sont-ce ses purgatifs qui guérissent la coqueluche comme le fait la belladone?

Un grand praticien , avec qui je suis en relation assez intime depuis quelque temps , et à qui nous devons en France l'emploi de la belladonne contre la coqueluche, a guéri depuis plus de vingt ans, et guérit encore par ce moyen des milliers d'enfans, atteints de cette grave affection.

Le Curé. — En effet, en 1817, je crois, il y eut une épidémie de coqueluche épouvantable; les autres médecins perdaient à peu près tous leurs malades, et je me rappelle que celui dont vous parlez (car je le connais aussi) sauva tous les siens.

Le Comte. — Un de ses élèves , M. le docteur Mazier , médecin distingué de l'hospice de L'aigle (Orne), a consigné en 1822 cette épidémie désastreuse dans sa thèse intitulée : *Dissertation sur les vertus médicales de la belladone.* C'est le premier écrit qui ait paru en France sur l'efficacité de cette plante précieuse contre la coqueluche.

La belladone n'est cependant pas un purgatif, M. Purgoni, c'est ce que M. Leroy appelle un poison. Est-ce qu'il ne vaut pas mieux s'empoisonner de cette manière, avec la belladone, que de prendre vos purgatifs qui, dans beaucoup de cas, évacueraient le principe vital de compagnie avec la *sérosité âcre ?*

Montfort. — Je voudrais bien savoir ce qu'elle devient, la sérosité âcre, lorsqu'une maladie guérit par les remèdes que vient d'indiquer M. le Comte; où passe-t-elle ? car, d'après M. Leroy, point de guérison sans la destruction, sans l'évacuation de la sérosité âcre, qui est la cause efficiente de toutes les maladies.

Purgoni. — C'est que... je ne... ces médicamens pallient, calment les douleurs, et puis ils entraînent la sérosité âcre avec eux : dans la saignée, par exemple, elle sort avec le sang, etc., etc. Pardon, Messieurs, mais je crois qu'il se fait tard; j'ai promis....

Montfort.— Encore un petit instant, Docteur ; ceci est dans vos intérêts. Si vous partiez maintenant, ces Messieurs pourraient croire que la question de M. le Comte vous embarrasse.

Purgoni. — Oh ! certes, je ne recule pas... Je...

la sérosité âcre sort d'une manière bien sensible dans l'évacuation sanguine.

LE COMTE. — Il n'est pas question ici de la saignée ; il s'agit de maladies guéries sans aucune espèce d'évacuation appréciable, sans saignée, sans sueur, sans purgation ni par haut ni par bas, ni augmentation de la sécrétion urinaire, sans expectoration, etc. Tous les jours les médecins obtiennent des résultats ou des guérisons de ce genre par les toniques, les calmans opiacés ou autres agens modificateurs du système nerveux ; tous les jours ils guérissent des fièvres intermittentes par la seule préparation du quinquina, et souvent dès la première dose ; tous les jours ils guérissent des goîtres, des affections syphilitiques et nombre d'affections nerveuses, sans aucune décharge appréciable de l'économie ; et cependant, si M. Leroy avait traité ces mêmes malades, il leur aurait fait rendre dix, vingt, quelquefois trente, quarante pintes de corruption, de sérosité âcre qui aurait exhalé une *odeur fétide*, et dont la *chaleur brûlante*, *corrosive*, comme dit M. Leroy, aurait causé de grandes douleurs à la sortie. Où passe cette masse énorme de corruption, lorsque les médicamens ordinaires n'en font pas sortir une goutte, comme dans les maladies que je viens de citer? Cela seul vous prouve d'une manière invincible que ce n'est pas la sérosité âcre qui cause les maladies, puisqu'on en guérit un grand nombre sans aucune espèce d'évacuation.

Le Curé. — Voilà une terrible difficulté, mon cher Docteur; je ne sais pas trop comment vous vous en tirerez ; pour moi, j'y perds mon latin.

Montfort. — J'ai presque regret de vous avoir engagé à rester, Docteur ; mais c'est égal, vous ne resterez pas court, ou bien vous ne tiendriez pas de votre maître.

Purgoni. — Certes, M. Leroy, quoi qu'on en dise, n'est pas un homme sans érudition.... et....

Le Comte. — Vous ne répondez pas à la question; il ne s'agit nullement de l'érudition de M. Leroy ; il est aisé de voir qu'il en sait plus qu'il n'en dit ; seulement....

Montfort. — Moi, je pense qu'il en dit plus qu'il n'en sait.

Le Comte. — La question est de savoir ce que devient la sérosité âcre lorsqu'on guérit une maladie par un médicament qui ne détermine aucune espèce d'évacuation appréciable.

Purgoni. — Je vous répondrai tout simplement, avec M. Leroy, que tous ces médicamens ne peuvent pas guérir, et que ce ne sont que des palliatifs. La guérison qu'ils semblent opérer n'est qu'apparente, et tôt ou tard la maladie revient, puisque la sérosité âcre n'est, pour ainsi dire, qu'endormie.

Montfort. — Vraiment, Docteur, vous m'assommez avec votre *âcre* : M. le Comte ne vous a-t-il point démontré assez clairement qu'il n'en existe point? Vous êtes comme les lièvres, vous perdez la mémoire en courant.

Le Comte. — Vous voilà donc réduit à nier les faits, M. Purgoni? Quand on en vient à ce point, la détresse est à son comble. Il n'y aura plus moyen de raisonner, si vous niez l'évidence. Comment pouvez-vous refuser d'admettre les guérisons obtenues par la médecine ordinaire? Quoi! depuis Hippocrate jusqu'à nous, depuis plus de vingt siècles, il n'y aurait pas eu de guérisons radicales opérées par les médicamens que j'ai cités ou autres, bien qu'il n'y ait eu aucune évacuation de sérosité âcre? Permettez-moi de vous le dire, c'est une absurdité insoutenable et que je ne me sens pas le courage de réfuter. Plus fort que cela, il y a une foule de malades qui guérissent sans aucun médicament, et par les seules forces de la nature : que devient alors votre sérosité âcre?

Le Curé. — C'est vrai, c'est très vrai, cela est incontestable, mon cher Docteur; il faut rendre les armes.

Purgoni. — Rendre les armes, moi? Non, jamais! A mon âge, on ne change pas d'opinion comme de chemise. Que l'on me dise tout ce que l'on voudra, je soutiendrai toujours *mordicùs*, d'après ma conviction, que tant que la sérosité âcre ne sera pas évacuée par les purgatifs , jamais il n'y aura de guérison réelle. Il y a vingt ans que j'emploie exclusivement les purgatifs, je les emploierai tant que j'exercerai l'art de guérir.

Montfort. — Vous avez raison , Docteur ; au moins, vous montrez du caractère.

Le Comte. — Si pourtant on vous démontrait par des faits , que les purgatifs employés dans certaines maladies sont mortels, vous persisteriez donc à les employer tout de même ?

Purgoni. — Comme jamais on ne le démontrera, il est inutile de dire ce que je ferais dans une hypothèse qui ne peut se réaliser. Les purgatifs de M. Leroy sont applicables à toutes les maladies, à toutes les périodes et chez tous les individus ; les préjugés seuls peuvent faire contester ces grandes vérités.

Le Comte.—N'abusons pas des termes, M. Purgoni ; une croyance appuyée sur le sens commun , sur des principes avoués de tous les savans et principalement sur l'expérience , n'est pas un préjugé. Ces expressions de *préjugé*, de *fanatisme*, d'*enthousiasme*, sont venues à la mode depuis quelque temps, mais tout cela fait peu d'impression sur l'esprit de la classe éclairée, qui ne s'attache qu'aux raisons. Vous ne trouverez pas un homme instruit qui taxe de préjugé l'opinion de quiconque trouve et relève les erreurs d'un auteur, le montre vingt fois en contradiction avec lui-même, et prouve que son système est absurde et dénote la plus triste ignorance. Est-ce un préjugé de rire de pitié, quand on voit M. Leroy débiter gravement qu'il y a en nous un germe de corruption qui milite sans cesse contre le principe vital et qui finit par l'user? Est-ce un préjugé de dire que votre chirurgien ignore les premières notions de la physiologie et de l'anatomie, au point d'avancer que les humeurs se forment dans l'estomac et les intestins, et que les organes sécréteurs ne font que les séparer du sang, avec lequel elles circulent, dit-il? Est-ce un préjugé de de se récrier contre le savant anatomiste, quand il nous retranche trois grosses veines pulmonaires d'un seul coup? Est-ce un préjugé, enfin, de ne pas ajouter foi à son âcre caché, dont il n'a pu prouver l'existence, et qui pour cela a soin de prévenir le lecteur qu'*il est inaccessible au tact et à la vue?* Si c'est là ce que vous appelez des préjugés, en vérité je ne m'y connais plus. Ce que je vous ai dit jusqu'ici est basé sur la science médicale suivie par tous les médecins de l'Europe, et sur l'expérience de tous les siècles.

Mais n'abusons pas de vos momens; on vous attend peut-être avec grande impatience. Messieurs, la prochaine fois nous examinerons si les purgatifs peuvent convenir dans toutes les maladies.

Le Curé. — Oui; car en voilà bien assez pour

une soirée, et vraiment je suis désolé que M. le Comte se fatigue ainsi pour nous être agréable.

MONTFORT. — Le plus fatigué de tous est ce pauvre M. Purgoni qui souffle, sue sang et eau et se démène comme un diable dans un bénitier. Adieu, M. le Comte.

DIXIÈME ENTRETIEN.

LE COMTE. — Eh bien ! Messieurs, avez-vous réfléchi sur ce que nous avons dit en parlant du sort qu'ont éprouvé toutes les méthodes exclusives?

MONTFORT. — M. Purgoni n'y a que trop réfléchi apparemment , car il s'est un peu fait tirer l'oreille pour venir.

PURGONI. — Ce n'est nullement pour cela : vous savez que j'avais promis de passer la soirée chez M. Tafin ; il suffit que nous dussions parler aujourd'hui des purgatifs pour que je ne reculasse pas.

LE CURÉ. — Pour moi, je vous avoue, M. le Comte, que les considérations que vous avez faites m'ont singulièrement frappé, surtout quand j'ai appris que déjà les purgatifs avaient été employés par les anciens comme remède unique contre toutes les maladies qu'ils prétendaient être produites par une humeur *peccante*. C'est exactement la méthode curative de M. Leroy.

PURGONI. — Ce n'est pas étonnant que vous vous laissiez ébranler ; vous ne pouviez pas avoir une opinion aussi solidement affermie que si vous eus-

siez fait une étude spéciale de la médecine. Pourtant, je ne conçois pas comment on peut se laisser influencer quand on a une bonne fois saisi toute la force du passage suivant : « Si l'on reconnaît, par
» l'évidence des preuves que nous en rapportons,
» que la maladie ou les maladies du corps humain
» ont pour unique cause interne ou efficiente, celle
» que nous avons analysée (chap. 1er, la sérosité
» âcre), on reconnaîtra aussi que l'art de guérir
» doit être ramené au principe de la nature, et que
» par conséquent il se réduit au seul procédé
» qu'elle enseigne. La médecine curative, d'après
» la cause des maladies reconnue et certifiée par des
» faits tout aussi nombreux qu'incontestables, quoi
» qu'en puissent dire leurs zélés détracteurs et tous
» les hommes imbus de préjugés nuisibles, *n'a et*
» *ne peut avoir d'autre moyen que les purgatifs,*
» aux conditions qu'ils seront conduits dans leur
» emploi d'après le besoin de la nature, de même
» qu'il est enseigné dans les articles de l'ordre du
» traitement. » (Chap. viii, sect. 2.)

Le Curé. — J'ai bien lu tout cela ; mais ce qui prouve qu'il y a quelque chose d'inexact là-dedans, c'est qu'on a abandonné les purgatifs, et qu'on n'a pas abandonné l'usage de la saignée, du quinquina, etc.

Le Comte.—Votre réflexion est très juste, M. le Curé ; le raisonnement de M. Leroy paraît d'abord

spécieux , mais il ne peut jamais détruire le sentiment commun établi sur l'expérience qui doit toujours, dans les choses physiques, avoir le pas sur le
raisonnement. D'un autre côté, M. Leroy dit que ,
si l'on reconnaît que la maladie ou les maladies ont
pour unique cause la sérosité âcre , on ne peut nier
que les purgatifs ne soient le seul *moyen curatif*
que l'on doive employer.

Ce raisonnement n'est pas exact; mais passons
là-dessus ; nous y reviendrons plus tard. Si l'on reconnaît que c'est la sérosité âcre qui cause toutes
les maladies, on doit admettre que les purgatifs sont
le seul moyen curatif, c'est fort bien ; mais si l'on
ne le reconnaît pas ? mais si on le nie positivement ?
mais si on démontre d'une manière incontestable ,
comme nous l'avons fait dans notre dernier entretien , que ce n'est pas la sérosité âcre qui produit
toutes les maladies? mais si l'on fait plus encore, si
l'on prouve qu'elle ne peut pas les produire toutes,
que devient le fameux raisonnement de M. Leroy?
Il avait bien prévu qu'on lui objecterait qu'une
même cause ne pouvait pas produire des effets contraires. Aussi, il a soin de restreindre toutes les
maladies à une seule , et de dire indifféremment :
La maladie ou les maladies du corps humain ,
afin que son paradoxe parût plus vraisemblable. Je
ne recommencerai pas à vous prouver qu'il n'existe
point en nous de sérosité âcre , et que conséquem-

ment ce n'est pas elle qui produit les maladies ; je ne ferais que me répéter ; je vous l'ai démontré, ce me semble, d'une manière satisfaisante et victorieuse. Puis donc que les maladies n'ont pas pour cause celle que leur assigne M. Leroy, il s'ensuit naturellement que les purgatifs ne sont pas indiqués dans tous les cas pathologiques, mais dans un certain nombre seulement. Nous pourrions nous en tenir à ce simple raisonnement, et tirer en conclusion que la méthode prétendue curative de M. Leroy est fausse et conséquemment préjudiciable à l'humanité ; mais, pour faire ressortir davantage encore combien le principe sur lequel elle est fondée est faux et erroné, nous allons faire à M. Leroy une concession d'une grande portée, c'est-à-dire admettre l'existence et l'action morbifique de la sérosité âcre. Je lui accorderai donc pour un instant que toutes les maladies procèdent de cette fameuse cause unique, et je lui démontrerai malgré cela que les purgatifs ne conviendraient pas encore dans toutes les maladies, et seraient impuissans dans un grand nombre de cas.

Purgoni. —Pour le coup, M. le Comte, ceci est trop fort. Quoi? si la sérosité âcre cause une maladie, l'évacuation de cette même cause ne serait pas l'unique moyen curatif? Je vous avoue...

Le Comte. —N'allons pas trop vite, M. Purgoni ; je ne vous dis pas que l'évacuation de cette humeur ne serait pas l'unique moyen curatif; mais je vous dis que, dans une foule de cas, cette *évacuation* ne pourrait être provoquée par les purgatifs. Ainsi, par exemple, dans le goître, les tumeurs blanches, les névralgies faciales, et en général les maladies dont le siége n'a pas de communication directe avec le tube intestinal, l'emploi des purgatifs ne pourrait déterminer la sortie de la sérosité âcre, puisque, d'après l'expérience, leur action évacuante se borne au trajet digestif.

Purgoni. — Mais vous ne savez donc pas, M. le Comte, que « la sérosité chaleureuse ou brûlante » est un fluide inhérent à la masse des humeurs, » répandu dans les cavités comme dans les voies » de la circulation? les purgatifs, par leur heureuse » efficacité, ramènent ce fluide des parties éloi- » gnées, où il circule, dans le canal intestinal, c'est- » à-dire de la circonférence au centre du corps où » ils le rassemblent, pour l'expulser ensuite par » les voies ordinaires des excrétions. » (Chap. ix, sect. 11, page 28.)

Montfort. — Il est unique ce M. Leroy, aucune difficulté ne l'arrête.

Le Comte. — Voudriez-vous, M. Purgoni, m'expliquer cette *heureuse efficacité* des purgatifs qui vont dans la tête, dans les bras, dans les jambes chercher la sérosité âcre? Quel chemin prennent-ils pour la trouver? A quelle marque, à quel signe

la reconnaissent-ils ? Comment s'y prennent-ils pour
la charroyer des parties qui n'ont aucune voie de
communication directe avec le tube intestinal ? Il faut
convenir qu'ils sont bien puissans et surtout bien
instruits les purgatifs de M. Leroy. Peut-on débiter
de sang-froid de pareilles inepties ! une telle absurdité dénote vraiment la plus insigne mauvaise
foi ou l'ignorance la plus crasse de la science médicale, et en même temps la privation complète du
sens commun. Comment voulez-vous que les purgatifs que l'on ingère dans l'estomac, et dont l'action évacuante se borne au trajet intestinal, aillent
parcourir toutes les parties du corps, pénètrent tous
les tissus et le parenchyme de tous les organes,
s'emparent de la *sérosité âcre* et l'apportent dans
le canal intestinal pour l'expulser ensuite ? En vérité, il faut être M. Leroy pour oser avancer des
rêveries de ce genre. Est-il possible que des erreurs
si grossières aient été mises au jour au dix-neuvième
siècle.

MONTFORT. — Moi, je crois que M. Leroy s'a-
musait quand il a inséré cela dans sa brochure ;
il a voulu voir jusqu'à quel point peut aller la crédulité du peuple. Je suis sûr qu'il riait sous cape en
voyant que la multitude gobait si bien la pilule.

PURGONI. — On est quelquefois obligé d'employer quelques petits subterfuges innocens pour
faire accueillir une vérité importante ; ainsi M. Leroy

a prêté cette heureuse efficacité à ses purgatifs afin que le peuple fût plus satisfait en se rendant compte de leur mode d'action.

LE COMTE. — L'homme consciencieux et probe ne se sert jamais de mauvais moyens même pour arriver à une bonne fin. Au reste, M. Leroy, voulant établir une erreur, il n'est pas étonnant qu'il n'ait pas été délicat dans le choix des moyens qu'il a employés. Il est donc faux de dire que les purgatifs vont chercher la sérosité âcre dans toutes les parties du corps, puisqu'il est certain que leur action évacuante ne s'exerce que sur le trajet intestinal. Si quelques molécules sont absorbées par les vaisseaux chylifères et portées dans le torrent de la circulation, elles ne sont plus douées de la faculté évacuante, conséquemment elles ne pourraient provoquer la sortie 'de la sérosité âcre s'il y en avait. J'irai plus loin, quand même ces molécules auraient conservé leur propriété purgative, elles ne pourraient pas encore évacuer la sérosité âcre qui serait dans les parties éloignées, à moins qu'elles ne fissent sortir tous les liquides contenus dans les vaisseaux sanguins et lymphatiques, puisque d'après l'aveu même de M. Leroy, la sérosité âcre est délayée dans toutes les humeurs.

MONTFORT. — Mais cela n'est pas nécessaire ; vous ne savez donc pas, M. le Comte, que les purgatifs de M. Leroy viennent de Paris, et, qui plus

est, de chez M. Cottin, son gendre ? Ils sont composés de manière à ne toucher qu'à la *sérosité âcre*
et à respecter les humeurs saines : ce ne sont pas
des purgatifs ordinaires ; ceux-ci sont *tout-battant-
neufs.*

Le Comte. — Ils sont tout bonnement composés
de jalap, de scammonée et de racine de turbith,
substance qu'emploient tous les médecins, mais
avec *discernement.*

Quand M. Leroy a composé son ouvrage, il avait
l'esprit tellement occupé de sa sérosité âcre, il lui
en voulait tellement, qu'il s'est imaginé que les purgatifs épouseraient son animosité et dirigeraient
exclusivement leur action contre elle, son imagination la poursuivait à outrance dans toutes les
parties du corps ; mais malheureusement les purgatifs n'ont pas poussé si loin leur poursuite, et
malgré les désirs ardens de M. Leroy, ils se sont
bornés à leur ancien office, celui d'évacuer ce qui
se trouve dans le canal digestif, et de produire une
dérivation salutaire quand ils sont administrés dans
des circonstances opportunes. Qu'il sache donc, ce
persécuteur de chimères, que l'action des purgatifs ne s'exerce pas immédiatement sur les humeurs,
mais sur le canal intestinal lui-même. Le contact
immédiat de ces substances irritantes sur la membrane muqueuse qui tapisse intérieurement le tube
digestif, fait sur elle une vive impression. Il excite

15.

et active les mouvemens contractiles ou plutôt péristaltiques de toutes les voies alimentaires, et ce n'est qu'en vertu de ces mouvemens redoublés que les humeurs renfermées dans les intestins sont évacuées au-dehors. Ce petit raisonnement, fondé sur la disposition des fibres musculaires du tube digestif et sur les expériences faites sur des animaux ouverts pendant l'action d'un purgatif, suffit pour vous faire comprendre que c'est l'action péristaltique du canal intestinal qui provoque la sortie de tout ce qu'il contient, soit sain, soit corrompu, et non pas l'action immédiate des purgatifs sur les humeurs elles-mêmes. Aussi, quand il serait vrai que les molécules des purgatifs qui passent dans le torrent de la circulation conservent leur propriété évacuante, ils ne pourraient déterminer la sortie de la *sérosité âcre*, puisque aucun vaisseau, soit sanguin, soit lymphatique, n'est susceptible de ce mouvement péristaltique qui peut seul provoquer son évacuation. Et ne venez pas me dire que les vaisseaux peuvent avoir un autre moyen de les faire évacuer, je vous objecterais l'impossibilité où ils sont de la chasser sans chasser en même temps les fluides qu'ils renferment avec elle. Ainsi les purgatifs n'ayant d'action évacuante que sur le canal intestinal ne pourraient donc pas évacuer la sérosité âcre qui serait hors de ce canal et répandue dans les parties éloignées, et en accordant même à

M. Leroy que les molécules des purgatifs qui sont portées dans le torrent de la circulation conservent leur propriété purgative, elles ne pourraient pas encore provoquer la sortie de la sérosité âcre, puisque pour cela il faudrait évacuer tous les fluides avec lesquels elle est confondue, comme dit M. Leroy. Vous êtes donc forcé de convenir qu'il y a un grand nombre de cas où les purgatifs ne seraient pas indiqués et deviendraient préjudiciables quand même on accorderait à M. Leroy que toutes les maladies sont causées par la *sérosité âcre*, à plus forte raison quand on sait qu'aucune affection pathologique n'est produite par cette prétendue cause, puisqu'elle n'existe pas.

Montfort. — Eh bien ! Docteur, êtes-vous bien et dûment enfoncé, oui ou non ?

Purgoni. — Je ne suis point enfoncé, puisque je persiste à croire à l'existence et à l'action morbifique de la sérosité âcre. M. le Comte peut avoir raison, chacun a son opinion.

Montfort. — Plus ou moins fondée toutefois.

Purgoni. — Vous prétendez, M. le Comte, qu'il n'existe pas de sérosité âcre, pourquoi donc les purgatifs, en déterminant des évacuations putrides, guérissent-ils les maladies ?

Le Comte. — Eh ! c'est parce qu'on les administre dans les cas où ils sont indiqués ; car ne pensez pas, M. Purgoni, que nous révoquions en doute les bons effets des purgatifs dans certaines affections ; ce sont d'excellens moyens thérapeutiques , seulement nous soutenons qu'ils ne peuvent guérir toutes les maladies, et qu'ils sont très souvent dangereux et même mortels. Les guérisons obtenues par les purgatifs ne prouvent pas l'existence de la sérosité âcre , mais seulement la surabondance et quelquefois aussi l'altération des fluides gastro-intestinaux. Toutefois ne pensez pas, Messieurs, que toutes ces évacuations humorales soient composées de matières corrompues ; la preuve c'est que si l'on administrait convenablement des purgatifs à cent individus bien portans et pris au hasard, il n'y en aurait pas un seul qui ne rendît des humeurs, et s'ils en faisaient un usage long-temps continué, outre qu'il pourrait en résulter une inflammation gastrique ou intestinale souvent très grave , ils finiraient par s'épuiser, tomberaient dans le marasme, deviendraient hydropiques et succomberaient infailliblement. Voici comme je l'explique : la partie du corps qu'attaquent les purgatifs comprend l'estomac , les intestins grêles et les gros intestins. La surface interne de ce canal est tapissée , comme je vous l'ai déjà dit en parlant de la digestion, d'une membrane muqueuse garnie de villosités très apparentes. Cette membrane offre une multitude de follicules qui sécrètent une mucosité visqueuse. L'action d'un purgatif la rend très abondante, et alors elle forme des glaires. Dans l'intérieur de l'intestin qui fait suite à l'estomac, se trouve l'extrémité du conduit *cholédoque* qui vient du foie et du pancréas et par où la bile et le suc pancréatique sont versés dans le duodénum ; en irritant ce point, les purgatifs agissent sympathiquement et par voie de communication directe sur ces deux organes sécréteurs ; ils développent leur vitalité, et font prendre à leurs fonctions sécrétoires une activité singulière. Il s'exécute aussi sur la surface intestinale une exhalation séreuse, l'impression des purgatifs donne à cette fonction un mode d'action accéléré, et son produit devient soudain très considérable. Vous voyez donc que les cryptes muqueux stimulés par l'aggression des purgatifs travaillent plus vite qu'à l'ordinaire, elles fournissent en peu d'instants beaucoup de glaires. De son côté, le foie entre dans une espèce de turgescence, presse son action sécrétoire, et la bile coule avec abondance ; le pancréas et les membranes séreuses redoublent également d'action, et leurs sécrétions deviennent très considérables. Vous devez vous rappeler, Messieurs, que nous avons dit, en parlant de la formation des fluides, que le sang était la source commune des humeurs, c'est-à-dire qu'il fournit tous les matériaux qui entrent dans leur formation ; et comme toutes les fonctions de l'économie sont en rapport, en harmonie les unes avec les autres, le sang ne doit avoir de matériaux que ce qu'il en faut.

pour fournir aux frais naturels des sécrétions. Lors
donc que, par l'état pathologique ou maladif des
organes sécréteurs ou par quelqu'autre obstacle qui
enraye leur travail, les sécrétions humorales ont
lieu à une quantité moindre que dans l'état naturel, les matériaux qui devaient entrer dans la fabrication normale des humeurs ne sont pas épuisés, et
il en reste une partie dans la masse circulatoire.
(La première indication qui se présente au praticien,
c'est de rétablir l'activité des fonctions sécrétoires).
Mais si au contraire le travail des organes sécréteurs
est augmenté, si par exemple, il est doublé, triplé,
les sécrétions seront également doublées, triplées ;
conséquemment le sang sera obligé de fournir deux
ou trois fois plus de matériaux qu'il n'en fournit
dans l'état naturel, ce qui diminuera considérablement son volume. C'est ce qui arrive pendant l'action d'un purgatif. Pour vous en donner une idée, je
dois vous dire que les intestins reçoivent des artères
nombreuses, leur tissu est pénétré par une grande
quantité de ramifications vasculaires, et lorsqu'une
cause irritante y appelle le sang, ce fluide arrive
dans ces organes avec une abondance remarquable ;
voici un calcul qui pourra vous en donner une
idée : les artères qui se dispersent dans les intestins sont en grosseur à celle de l'aorte dans le rapport d'un à dix. Or, puisqu'on sait par expérience que l'aorte reçoit quatre mille onces de sang

par heure, il s'ensuit que les artères mésentériques porteront dans le même temps quatre cents onces de sang dans les intestins, à quoi il faut encore en ajouter une petite quantité pour une branche ou deux de l'artère cœliaque.

L'excrétion naturelle qui provient de là ne se monte qu'à une demi-once. Pour faciliter le calcul, supposons maintenant que le mouvement du sang soit augmenté, de telle sorte que sa vitesse soit double, comme il est démontré qu'elle l'est en effet par l'action d'un purgatif violent : les artères dont nous parlons porteront chaque heure dans les intestins huit cents onces de sang, et dans le même espace de temps les glandes sécréteront environ une once d'humeur ; car, tout étant égal d'ailleurs, il faut estimer la vitesse de chaque sécrétion sur la vitesse du sang. Si la vitesse du sang est triplée, supposition qui ne paraît pas absurde, si l'on considère la force de l'aiguillon imprimée par l'action du drastique sur le torrent de la circulation, surtout à l'embouchure des glandes, alors la sécrétion sera d'une once et demie. Mais si les diamètres des vaisseaux sont aussi doubles, et il n'y a aucun doute qu'ils ne le soient, lorsque le purgatif est plus fort qu'à l'ordinaire, alors l'excrétion se montera à six onces, c'est-à-dire douze fois la quantité de la même excrétion dans l'état naturel ; en sorte que, selon ce calcul, les glandes intestinales sont capables de fournir, en conséquence de l'action d'un purgatif, quarante-huit onces dans l'intervalle de huit heures. Remarquez encore que nous ne parlons dans ce calcul ni de la bile qui, d'après le docteur Keil, homme fort versé dans ces matières, est sécrétée à la quantité d'une once dans l'intervalle d'une heure, par la seule force de la nature, ni du suc pancréatique qui est aussi sécrété en grande abondance. Maintenant, si un seul purgatif active les sécrétions humorales de manière à les rendre *douze fois* plus considérables, ce qui soustrait au sang douze fois plus de matériaux qu'il ne doit en fournir naturellement pendant huit heures, n'est-il pas évident que leur emploi répété diminuera très promptement le volume du sang, et que ce fluide ne pourra plus, à cause de ce surcroît de dépenses, fournir aux frais des réparations quotidiennes de toute l'économie.

Purgoni. — Je le conçois, M. le Comte ; mais cela n'aurait lieu que dans le cas où l'on ferait usage des purgatifs sans être malade, ce qui est assez rare, car on voit peu d'individus se purger par plaisir.

Montfort. — En effet, la corvée n'est pas des plus attrayantes.

Le Curé. — Cependant il y en a qui le font, non par plaisir, mais par précaution ; j'ai un homme dans ma paroisse qui ne manque jamais à prendre une médecine tous les ans, quand il est sur le point d'aller faire la moisson dans *le haut pays*, comme il dit, et cependant il n'est nullement malade.

Purgoni. — Je disais donc que lorsqu'on emploie les purgatifs, ordinairement on est malade, et par conséquent l'action des agens évacuans se dirige contre les humeurs corrompues, qui causent la maladie que l'on veut traiter ; ce qui fait qu'ils n'augmentent pas les sécrétions humorales, comme vous disiez tout-à-l'heure, M. le Comte.

Le Comte. — Vous êtes toujours dans votre même cercle, M. Purgoni ; vous supposez toujours que c'est la *sérosité âcre* qui cause les maladies. Mais, en admettant même qu'il en soit ainsi, les purgatifs ne laisseraient pas d'augmenter la quantité des sécrétions humorales et d'occasionner au sang des pertes très considérables ; car, je vous le demande, leur action sur les organes sécréteurs serait-elle moins irritante, leur aggression serait-elle moins active, moins puissante, parce qu'on les emploierait dans une maladie causée par la sérosité âcre ? Faites donc attention, M. Purgoni, que la force active de ces agens évacuans s'exerce immédiatement sur le canal intestinal et par voie de communication directe sur le foie et le pancréas, et que conséquemment dans toute hypothèse, c'est-à-dire que l'on soit malade ou bien portant, que la maladie soit produite par les humeurs ou par toute autre cause, leur emploi est toujours suivi du même résultat, je veux dire l'augmentation des sécrétions intestinales, toutefois, s'ils déterminent des évacuations.

Je sais que dans les embarras gastrique et intestinal, les premières évacuations se composent en grande partie d'humeurs qui séjournent depuis plus ou moins long-temps dans l'estomac et les intestins; mais cela n'empêche pas les organes sécréteurs d'activer leur travail sous l'influence des purgatifs.

D'après cela, vous concevez facilement, Messieurs, que l'usage souvent répété des purgatifs devient extrêmement préjudiciable à la santé, puisqu'ils occasionnent au sang un surcroît de dépenses qui ne lui permet plus de remplir comme il faut sa principale fonction, celle de réparer les pertes journalières que subit notre corps. Aussi, tous ceux qui abusent des purgatifs sont pâles, jaunes, faibles, maigres, cacochymes, etc.

Le Curé. — Ceci est très vrai, M. le Comte; et si je ne craignais pas la dent de M. Montfort, je vous citerais un fait qui vient à l'appui de ce que vous dites. Je comprends maintenant que ce sont les purgatifs qui rendent cette personne faible et languissante comme elle est depuis long-temps. Tous les mois elle en prend une dose, sans jamais y manquer : cependant elle n'est pas réellement malade, au moins ce n'est qu'une maladie de langueur.

Le Comte. — Il est à peu près certain que cette personne deviendra hydropique, si elle continue.

Montfort. — Je parie que c'est un curé !

Le Curé. — Pourquoi un curé plutôt qu'un autre ?

Montfort. — Parce qu'ils sont forts pour la médecine de Leroy.

Le Comte. — On m'a transmis un fait plus remarquable encore; on m'a cité un commis-voyageur qui vient souvent à Alençon, et qui prend une dose de la panacée universelle toutes les semaines. Il est d'une maigreur effrayante ; sa figure blafarde et altérée fait peine à voir. L'habitude de se purger tous les huit jours est tellement prise, que s'il tardait d'un jour il serait malade. Pendant toute sa tournée il est obligé d'avoir sa fiole avec lui, et au jour marqué il avale la bienfaisante liqueur, le salutaire jalap, pour évacuer la *sérosité âcre* qui s'est formée pendant la semaine. Quelle existence !

Montfort. — Le badaud ! que ne m'avale-t-il en place une bonne bouteille de Médoc ; ça lui donnerait plus de ton à l'estomac, et il aurait les pommettes plus rouges. Mais non ; il faut qu'il se gorge de purgatifs : c'est si amusant de se purger !

Le Comte. — Nous disions donc que l'augmentation des sécrétions intestinales, causée par l'action des purgatifs, se fait aux dépens de la masse du sang, que M. Leroy appelle jusqu'à satiété le *mo-*

teur de la vie. Or, que deviennent, je vous prie, M. Purgoni, les déclamations de votre maître contre l'évacuation du sang? A quoi se réduisent toutes ses sorties contre les médecins qui ont recours à ce genre de médication, ou plutôt contre tous les médecins, car il n'en est pas un seul qui ne pratique souvent la saignée? Sur quoi sont fondés les reproches, les sarcasmes et les épithètes injurieuses qu'il leur prodigue à ce sujet? Lui sied-il bien de les traiter d'hommes de mauvaise foi, et qui, par opiniâtreté ou par spéculation d'intérêt, ne veulent pas abandonner leur méthode meurtrière, quoiqu'ils *soient pénétrés de ses effets pernicieux*, puisqu'ils évacuent le moteur de la vie? Ne l'évacue-t-il point, lui, avec son jalap? D'ou viennent donc les évacuations abondantes et si souvent répétées qu'il provoque par ses purgatifs? qui en a fourni les matériaux! N'est-ce pas le sang? n'est-ce pas son *moteur* de la vie? La différence qu'il y a entre les évacuations humorales et la saignée, c'est que dans cette dernière le sang sort sous sa forme naturelle, tandis que dans la purgation il a été préalablement converti en suc pancréatique, en lymphe, en glaires, en bile, etc. ; mais au fond, c'est le sang qui fait les frais de l'une et de l'autre, puisque c'est lui qui est la source commune de toutes les humeurs. J'irai plus loin ; je dirai que l'emploi immodéré des purgatifs tend plus directement à détruire la santé, et

par suite la vie, que l'abus proportionné de la saignée. Ceci peut paraître paradoxal au premier coup
d'œil; mais pour sentir la justesse de mon assertion , il suffit de faire attention que le sang tiré par
la lancette est du sang veineux, et, comme tel, non-
seulement il est chargé de matières hétérogènes,
mais il est impropre, au moins présentement, à la
réparation des pertes occasionnées par la décomposition moléculaire dont nous avons parlé ailleurs ;
tandis que le sang qui s'évacue sous la forme des
humeurs intestinales est du sang artériel (la bile
exceptée), et par conséquent celui qui est destiné
à la réparation des pertes journalières que fait notre
corps. Ainsi, une saignée de douze onces, par
exemple, soustraira moins de molécules nutritives
ou assimilables à la masse sanguine que la même
quantité de sang évacuée sous la forme humorale.
Vous voyez donc que l'abus des purgatifs préjudicie
plus directement à la santé que l'abus proportionné
de la saignée, et que M. Leroy mérite à bien des
titres les reproches amers qu'il adresse si injustement
aux médecins. Mais en voilà assez sur ce sujet; nous
allons....

MONTFORT. — Oui, car notre Docteur fait triste
contenance. Au reste, je ne lui en fais pas un crime;
car je serais à sa place, je ferais de même. Quelle
bourrade, bon Dieu !

PURGONI. — Je voudrais pour vingt-cinq louis

que M. Leroy fût avec nous ; M. le Comte n'aurait pas si beau jeu.

Montfort. — Moi, je les donnerais volontiers aussi, quand ce ne serait que pour le voir se débattre pour défendre la réputation de son cher jalap, qui lui a valu *deux petits millions* de fortune ; son cher jalap, qui lui fait mener une vie absolument princière quant au train et à l'étalage de sa maison ; son merveilleux jalap, qui a opéré en sa personne une si fameuse métamorphose et lui fait savourer à longs traits les délices d'un genre de vie auquel il ne devait jamais prétendre, s'il n'eût pas trompé la crédulité publique. Je suis sûr qu'il serait furieux, s'il voyait ses purgatifs si mal traités par M. le Comte.

Le Comte. — Cependant nous ne sommes pas encore au plus rude ; jusqu'ici nous n'avons envisagé les purgatifs que sous le rapport de l'augmentation des sécrétions abdominales qu'ils provoquent : nous allons maintenant examiner les effets qu'ils produisent lorsqu'on les emploie intempestivement; ceci est de la dernière importance.

Il serait inutile de nous arrêter à prouver que la force active des purgatifs a un caractère irritant. On sait que, donnés à une dose trop élevée, ces médicamens blessent les voies alimentaires, qu'ils y font naître un état de phlogose (d'inflammation). Les personnes qui prennent des purgatifs trop *éner-*

giques, ou qui se servent à *contre-temps* de ces agens, éprouvent les accidens de la dysenterie ou de l'entérite, des tranchées violentes, des évacuations sanguinolentes, des épreintes, des angoisses, des crampes, des convulsions, même la gangrène des intestins et la mort. Les expériences de Wepfer, consignées dans son traité *De Cicutà aquaticâ*, celles faites par le doyen de la Faculté de Paris, *Toxicologie générale*, montrent que les productions naturelles dont les médecins se servent pour composer leurs médicamens purgatifs, comme le jalap, la racine de turbith, etc., enflamment, corrodent l'estomac et les intestins des animaux auxquels on les administre, qu'elles causent des lésions extrêmement graves.

MONTFORT. — Si les purgatifs enflamment ainsi les intestins des animaux, ils doivent joliment travailler ceux des humains.

PURGONI. — M. Leroy prétend que c'est la *sérosité âcre* qui cause ces accidens et non pas les purgatifs. (Chap. IX.)

LE COMTE. — Si c'est la sérosité âcre, plus elle sera en grande quantité dans l'individu qui a pris un purgatif, plus il devra ressentir de douleurs pendant l'action de l'agent purgatif, n'est-ce pas ?

PURGONI. — Cela est tout naturel, plus une cause est forte, plus son effet...

LE COMTE. — Précisément le contraire a lieu dans

16

la purgation : un homme qui a besoin d'être purgé, chez qui il y a pléthore humorale ou altération des fluides, est toujours plus facile à purger, tout égal d'ailleurs, et éprouve rarement les accidens que nous venons de signaler, tandis que celui qui prend un purgatif à *contre-temps*, dans une affection qui en rejette l'influence, s'expose aux plus graves résultats ; voici une citation qui vous prouvera que ce que j'avance ici est le fruit de l'expérience et basé sur des faits :

Une femme de Bonsmoulins voyant son mari malade depuis cinq jours, alla consulter un docteur, ou plutôt lui demander si une *médecine* ne lui serait pas salutaire, car, disait-elle, *il a des humeurs*. Comme le docteur ne fut point de son avis, persuadée que c'étaient les *humeurs* qui causaient la maladie de son cher époux, elle acheta chez un pharmacien une *médecine* de jalap qu'elle fit avaler au patient ; il fut *guéri* comme avec la main, c'est-à-dire que six heures après il n'était plus.

Purgoni. — Que ne lui faisait-elle prendre une dose de la médecine de M. Leroy ? S'il est mort, c'est certainement bien sa faute ; pourquoi prendre du jalap seul ?

Le Comte. — Ce que vous dites là, M. Purgoni, est encore contre vous ; car si le jalap seul l'a fait périr, à plus forte raison une dose de votre médecin l'aurait tué, puisqu'elle se compose non-seulement de jalap, mais de scammonée et de racine de turbith dans un véhicule alcoolique ; vous ne pouvez me nier que cette combinaison ne soit de beaucoup plus forte, plus irritante qu'un gros de jalap.

Le Curé. — Voudriez-vous, M. le Comte, nous désigner les maladies dans le traitement desquelles les purgatifs conviennent et celles où ils sont contre-indiqués.

Montfort. — Excusez, nous n'aurons pas fini à un an d'ici, M. le Comte, vous n'avez qu'à ouvrir un cours de médecine et transformer votre château en une faculté.

Le Curé. — M. le Comte nous indiquera seulement les principales.

Montfort. — Pourvu que le mal de dents se trouve dans la catégorie de celles qui réclament les purgatifs, vous n'en demandez pas davantage, n'est-ce pas ?

Le Comte. — Je le ferais volontiers, M. le Curé, mais outre que cela n'entre point dans le plan que nous nous sommes tracé, cette dénomination vous serait tout-à-fait inutile, puisque n'ayant point étudié la médecine, vous ne savez point distinguer les maladies entre elles : Seulement pour vous faire mieux sentir la justesse de nos observations, je vous indiquerai d'une manière générale les maladies

16.

où l'emploi des purgatifs serait toujours dangereux ou mortel.

Dans le début des maladies inflammatoires l'action des purgatifs serait souvent très préjudiciable ; vous comprendrez cela facilement quand vous saurez que l'inflammation est une affection caractérisée par la rougeur, la tuméfaction, la douleur, la chaleur, la rénitence de la partie, le plus souvent avec fièvre concomitante. Tous ces symptômes, comme vous l'avez déjà pressenti, sont causés par un afflux du sang dans la partie affectée ; lors donc que la muqueuse de l'estomac est enflammée, très rouge, que l'on ressent une chaleur ardente, une douleur vive, une sensibilité telle que les liquides même les plus doux sont rejetés par le vomissement, il est aisé de concevoir qu'une substance excitante, irritante, en contact immédiat avec cette membrane ainsi enflammée, déterminerait des accidens épouvantables et une mort prompte. Cependant, si l'on en croyait M. Leroy, on introduirait dans l'estomac, devenu excessivement sensible, sa panacée universelle, c'est-à-dire des drastiques violens dont le véhicule n'est rien moins que de l'alcool.

Sur cent individus affectés de la manière que nous venons de décrire, et qui auraient l'extrême témérité de prendre la médecine de Leroy, je réponds qu'il n'en échapperait pas deux. Cependant, que fera un malade atteint de cette grave affection

s'il a entre les mains la méthode curative de M. Leroy? Pourra-t-il résister à ce spécieux, mais perfide
langage? Vous sentez une chaleur qui vous brûle
l'estomac, la soif vous dévore, une douleur vive
vous tourmente ; ce sont les humeurs corrompues,
c'est la sérosité âcre qui cause tout votre mal ; la
preuve, c'est que vous vomissez : chassez, évacuez
cette maudite corruption, cette cause unique de
toutes les maladies, sinon votre mort est certaine.
Un seul moyen peut vous sauver, ce sont mes purgatifs, prenez-les et je vous garantis. Quel malade,
en proie aux plus vives douleurs, résistera à ces
pressantes sollicitations? Hélas! que ne puis-je
vous retracer ici l'image d'une tendre mère qui
pleure encore depuis cinq ans le triste résultat de
ces conseils inhumains. Elle n'avait qu'un fils, et
elle l'adorait. Atteint à Marseille d'une maladie qui
présentait à peu près les caractères que nous venons
de tracer, loin de sa mère, qui restait alors à Be-
sançon, il prit la médecine de M. Leroy, et une
seule dose l'a fait périr neuf heures après, dans
une agitation, une fièvre, un délire épouvantables.
Quelle nouvelle à apprendre à une mère qui n'a
qu'un enfant!

Le Curé. — Ceci est vraiment déchirant pour le
cœur d'une mère !

Purgoni. — Il avait peut-être commencé le traitement trop tard.

MONTFORT. — J'étais bien sûr que les purgatifs n'auraient pas tort : il faut bien dire quelque chose ou rien.

LE COMTE. — Il est encore aisé de reconnaître que l'emploi des purgatifs serait très dangereux dans les affections caractérisées par la sécheresse de la bouche, la violence de la soif, l'ardeur, l'aridité, la rigidité, quelquefois la noirceur de la langue, la limpidité ou la couleur enflammée dés urines ; l'élévation plus ou moins douloureuse du bas-ventre ; un sentiment intérieur d'ardeur dans les intestins, la tension ou la vivacité du pouls, la peau non perspirable, etc., qui, excepté M. Leroy, oserait faire traverser les voies alimentaires par des purgatifs, lorsqu'elles sont dans l'état pathologique que décèlent tous ces signes ? N'est-il pas évident que leur impression irritante blesserait la surface intestinale, qui est plus sèche, plus rouge, plus sensible que dans sa condition ordinaire ; qu'elle crisperait les organes excréteurs et exhalans qui aboutissent sur les voies alimentaires, qu'elle occasionnerait des tranchées violentes, des déjections sanguinolentes, des crampes et quelquefois la mort. C'est ce qui est arrivé à un grand nombre de personnes à Mortagne et aux environs. Voici à ce sujet une lettre d'un médecin consciencieux, digne de foi, et en même temps très bon praticien, à un élève en médecine

qui lui avait demandé quelques renseignemens sur
les effets de la médecine de M. Leroy.

« Monsieur,

» Vous me demandez des renseignemens sur l'u-
sage du remède de M. Leroy. Voici ce que vingt-
deux années d'exercice de la médecine dans la ville
de Mortagne et les environs m'ont appris sur l'emploi de ce *fameux* remède. Vous dire qu'il a diminué ma clientelle, et que j'ai à m'en plaindre
sous ce rapport, serait mentir à ma conscience ; car
je puis assurer qu'il m'a rendu quelque service
comme moyen pécuniaire, surtout pendant les dix
premières années de ma pratique, où ce remède
était avalé presque *épidémiquement*. Je puis donc
vous assurer, sans exagération, que j'ai donné mes
soins à plus de *six cents personnes* qui se sont
trouvées gravement malades à la suite de l'usage de
ce purgo-vomitif, et que j'ai eu la douleur d'en voir
succomber, dans notre ville et même dans mon hô-
pital, au moins douze dont je pourrai vous donner
les noms, soit d'ulcérations des intestins ou de
l'estomac, d'hydropisies, de gastro-entérites, et
même de véritables empoisonnemens, les vomissemens ne cessant qu'avec la mort ; car vous devez
savoir que l'ouvrage de M. Leroy, fait pour le peuple, dit de doubler les doses jusqu'à ce que le ma-

lade soit guéri, attribuant la non-guérison à la timidité de son usage.

» Voilà, mon cher Monsieur, les services que le remède Leroy a rendus à l'humanité ; faites-en part à vos amis et connaissances si vous êtes philantrope ; mais, comme médecin, ne vous en plaignez pas ; il augmentera votre pratique.

» Votre tout dévoué,   S. L. »

MONTFORT. —Eh bien ! Docteur, que vous en semble ? trouvez-vous que cette lettre soit bien en harmonie avec ce que dit M. Leroy ? Six cents personnes gravement malades, et douze qui en sont mortes ! voyez quel désastre rien que dans la clientelle d'un seul médecin. On dit qu'il y a plus de trente mille médecins en France ; si chacun d'eux a observé le même résultat, savez-vous que cela fait tout simplement... dix-huit millions d'individus qui ont gravement altéré leur santé par ce violent drastique, et... trois cent soixante mille morts. Cet aperçu, tout effrayant qu'il est, n'est point une supposition absurde ; interrogez tous les médecins, sans en excepter un seul, ils vous tiendront tous le même langage, et vous citeront peut-être encore un plus grand nombre de faits malheureux. M. L. P. du Mans cite vingt-deux morts dans un seul canton. Non, jamais médecin n'a fait chanter autant de *libera* que M. Leroy. Oh! que les curés devraient l'aimer!

Purgoni. — Cette lettre ne me surprend point : les médecins en disent tous autant ; mais on sait à quoi s'en tenir.

Le Comte. — J'ai déjà remarqué plusieurs fois, M. Purgoni, que, fidèle imitateur de votre maître, vous aviez pris la résolution de regarder les attestations des médecins comme non avenues et indignes d'être crues. Il est temps d'examiner sur quoi vous vous fondez, vous et M. Leroy ; car on ne rejette pas le témoignage de plus de trente mille personnes sans un motif grave. Ainsi, ou vous regardez tous les médecins comme des ignorans, ou comme des hommes de mauvaise foi, ou vous les récusez seulement parcequ'ils désapprouvent votre doctrine, il n'y a pas de milieu ; or, vous ne pouvez pas dire que tous les médecins sont ignorans au point de ne pouvoir s'assurer si effectivement la médecine de M. Leroy a été salutaire ou funeste à ceux de leurs malades qui en ont fait usage, ce serait nier l'évidence, puisqu'ils sont les seuls que leurs études et leurs observations constituent juges compétens.

Purgoni.—Je sais bien que ce n'est pas faute de connaissances ; ils sont plus à même d'en juger qu'aucune autre classe de la société ; mais ils abusent de leurs lumières : l'intérêt et la jalousie sont des mobiles si puissans !

Le Comte. — Nous y voilà, vous les regardez comme étant tous de mauvaise foi, puisque vous prétendez qu'ils sacrifient leur conviction médicale à l'*intérêt* et à *la jalousie*. Non-seulement cette imputation est calomnieuse, mais elle est absurde ; car, de bonne foi, est-il possible que trente mille individus soient mus par des motifs d'*intérêt* et de *jalousie*, au point de se donner le mot et de s'entendre à dire que les purgatifs de M. Leroy ont été funestes à certains malades qui en ont fait usage, si en réalité ils leur ont été salutaires ? N'est-il pas absurde de supposer que, sur ce grand nombre, il ne s'en trouverait pas un seul assez consciencieux pour élever la voix en faveur de la vérité et révéler la fausseté des assertions des médecins ; si effectivement la médecine de M. Leroy ne causait pas les accidens épouvantables qu'on lui reproche généralement ? Cet étrange acharnement de la part des médecins à mettre en avant et à soutenir tant et de si graves calomnies, n'aurait jamais en d'exemple dans nos annales. Pas un homme probe et consciencieux sur plus de trente mille individus ! Que deviendrait la société, s'il en était ainsi !

Vous dites que l'*intérêt* les fait transiger avec leur foi médicale ; mais cette lettre, qui au surplus n'est que l'expression du langage que j'ai entendu tenir à tous les médecins que j'ai vus, vous prouve que ce n'est nullement par intérêt qu'ils désapprouvent la méthode de M. Leroy, puisqu'il est certain qu'elle augmente considérablement leur clientelle : il n'en peut être autrement, puisque son remède est employé par des personnes qui ne connaissent absolument rien en médecine , et qui par conséquent en font usage sans aucun discernement : et quand même elle la diminuerait au lieu de l'augmenter, pourquoi ne l'adopteraient-ils pas aussi bien que la vaccine, par exemple? Cependant celle-ci leur a enlevé au moins le tiers de leurs clients. D'où vient qu'aucun médecin ne s'est opposé à sa propagation , et qu'au contraire tous l'ont accueillie avec un égal empressement ?

Quant au reproche que vous leur faites d'être *jaloux de la gloire de M. Leroy*, il faudrait auparavant nous montrer que votre maître s'est acquis de *la gloire* en promulguant une fausse doctrine : je ne vois nullement qu'il y ait lieu d'être jaloux....

Montfort. — Ils envient peut-être plus ses écus que sa gloire.

Le Comte. — L'exercice de la médecine offre des émolumens assez considérables pour ne pas envier des *écus* acquis à ce prix.

Vous êtes donc forcé de convenir, M. Purgoni , que vous récusez le témoignage des médecins, non à cause de leur ignorance, ni de leur mauvaise foi, mais par cela seul qu'ils désapprouvent votre méthode :

voilà tout leur tort. Ne venez donc plus nous allé-
guer leur *jalousie* ou leur *intérét;* ce sont de vaines
assertions ou plutôt des calomnies que vous semez
à défaut de raisons.

Purgoni. — Comment se fait-il que la méthode
curative cause tant de ravages , quand M. Leroy
s'exprime ainsi : « Dire que les purgatifs sont mortels ou nuisibles dans quelques cas de maladie, légère ou aiguë, récente ou ancienne, c'est nier l'évi-
dente existence de la cause des maladies et celle de
la mort, c'est publier qu'on *ne connaît rien* et
qu'on ne veut rien connaître de ce qui a rapport à
la guérison, par les propres secours de l'art. » (Ch.
9, sect. 5e.)

Montfort. — M. Leroy est comme le chantre
et le grammairien, exposés en vente à côté d'Ésope ;
il retient tout pour lui ; tous les médecins ne savent
rien faire.

Le Comte. — Nous ne dirons point, nous, de
M. Leroy, qu'il *ne connaît rien* ; nous dirons seulement que le vrai savoir est toujours modeste. Du
reste, comme je l'ai répété cent fois, nous sommes
d'accord d'après ce passage ; car non-seulement
nous nions l'existence de sa cause unique, mais
nous avons prouvé qu'il est impossible que la
même cause produise toutes les maladies, parce
qu'il y en a beaucoup qui sont de nature contraire.

Purgoni. — Cependant vous conviendrez que les purgatifs ont été employés bien des fois sans qu'il s'en soit suivi de mauvais résultats.

Le Comte. — Je le sais, mais le succès justifie-t-il toujours la témérité? non assurément. Cependant c'est ce qui induit souvent en erreur le peuple qui se laisse tromper par les apparences. Quelqu'un s'est-il bien trouvé de la médecine de M. Leroy ; un autre atteint d'une maladie qui lui paraît semblable, emploiera le même remède, et voilà ce qui a fait périr un nombre effrayant d'individus. Voici un fait arrivé à Chanday, près L'aigle : le remède de M. Leroy fut pris vers l'an 1824, par un nommé Eg. de Chanday, pour un malaise qu'il avait l'habitude de faire disparaître avec ce remède, son malaise disparut. Madame Eg. fut excitée par lui à user du même purgatif pour remédier à des accidens en apparence semblables. Cette femme se laissa gagner et en fit usage. Dès le lendemain, une irritation du tube digestif se manifesta avec des symptômes assez graves; la maladie ayant pris un caractère tout-à-fait sérieux, on appela d'abord M. L., médecin de Tubeuf, puis M. le docteur M. de L'aigle, et malgré les moyens les plus appropriés, la malade leur échappa et mourut victime de sa condescendance.

Purgoni. — Dites tout ce que vous voudrez, je soutiendrai toujours avec M. Leroy que l'emploi réitéré et long-temps continué des purgatifs ne peut produire aucun accident, « mais plutôt la timidité, l'ignorance des malades qui appréhendent l'excès, à qui la peur empêche de raisonner, et qui ralentissent la marche du traitement, précisément dans le temps où il faudrait lui donner la plus grande activité pour empêcher la mort d'arriver ; si les doses de purgatifs ne sont répétées, par exemple, que tous les deux ou trois jours dans le cas où il en faut administrer jusqu'à deux ou trois dans l'espace de vingt-quatre heures ; il n'est pas étonnant qu'on augmente la violence des douleurs en irritant la cause de la maladie ; on peut l'aggraver et la rendre meurtrière, si déjà elle était revêtue de certaine malignité. » (Ch. 9. sect. 6.)

Le Comte. — Outre que ce langage est évidemment faux et d'une témérité peu commune, M. Leroy est encore en contradiction avec lui-même : vraiment j'y perds courage. Il résulte donc de ces diverses assertions que la position du malade peut être notablement aggravée, au point même de lui causer la mort. La vérité de cette proposition ressort d'une manière terrible dans une foule de faits rapportés dans le cours de l'ouvrage, surtout aux numéros 708, 1044, 1049, 1058, etc. Il y a donc ici des évacuations assez fréquentes, tous les deux ou trois jours, non-seulement sans soulagement, mais même avec augmentation des douleurs. Cependant, un homme qui taxe les médecins de ne rien connaître devrait savoir qu'en bonne logique, on dit : la cause étant détruite, l'effet cesse. *Cessante causâ, cessat et effectus*, et qu'en vertu du même principe, l'effet diminue à raison de la diminution de la cause; or, lorsqu'une partie de la *sérosité âcre* a été évacuée par l'action des purgatifs, la cause des souffrances étant diminuée, il est évident que son effet, je veux dire les douleurs, devraient diminuer dans la même proportion ; pas du tout, d'après un témoignage non suspect, celui de M. Leroy, non-seulement elles ne diminuent pas, mais elles augmentent au point même de causer la mort. C'est donc aux purgatifs qu'il faut attribuer ces accidens et non pas à la sérosité âcre qui n'existe point.

Mais ce n'est pas tout encore, ce raisonnement est si simple, si naturel, que M. Leroy lui-même l'a fait sans s'en douter. Vous rappelez-vous, M. Purgoni, qu'il répète jusqu'à satiété que le mieux obtenu par la saignée devait être attribué non pas à la sortie du sang, mais à une partie de la sérosité âcre que le sang entraînait avec lui? (Ch. 5). Ainsi, dans la saignée il y a du mieux, parce que la cause qu'il assigne aux maladies est diminuée ; dans la purgation, au contraire, la violence des douleurs augmente au point de causer la mort, dit-il, quoique la même cause soit beaucoup plus diminuée que dans la saignée , puisqu'il y a des évacuations abondantes tous les deux ou trois jours; comment accorder tout cela? Rien que cette seule contradiction suffit à un homme sensé pour reconnaître la fausseté de cette méthode. Malheureusement les partisans de M. Leroy ne font pas ces rapprochemens ; s'est-on mal trouvé d'une dose de purgatifs, on en prend vite une deuxième ; si les accidens augmentent, on passe à une troisième, et ainsi de suite, parce que M. Leroy a dit : Plus la violence des douleurs est augmentée pendant l'action des purgatifs, plus il faut activer le traitement évacuant; ou en d'autres termes : plus un remède aggrave vos souffrances et augmente les symptômes de votre maladie, plus il faut en augmenter les doses.

O M. Leroy ! avez-vous bien compris toute la gravité de ce conseil? avez-vous réfléchi à quel résultat il peut conduire? Écoutez le récit d'un fait auquel a donné lieu cette funeste doctrine, le voici tel qu'un prêtre me l'a transmis :

« En août 1835, M. J. J. L****, jeune prêtre du diocèse de L****, d'une haute stature et bien constitué, fut atteint d'une fièvre lente que deux prêtres crurent pouvoir guérir par quelques doses de Leroy. Malheureusement la fièvre reparut très peu de jours après, mais avec des caractères bien plus alarmans: oppression, mal de tête, point de côté, etc. L'excellente panacée fut de nouveau employée,

elle ne fit qu'aggraver le mal, bien qu'elle fût dirigée d'après la méthode. On remarquera qu'on ne
voulut appeler aucun médecin, tant on était sûr du
succès. Cependant la maladie fit des progrès si ra-
pides, malgré l'activité du traitement, que nos
Esculapes commencèrent à s'effrayer ; ils crurent
reconnaître une fièvre cérébrale, et force fut de
recourir aux docteurs de la faculté, sans pour cela
faire la plus légère médisance du millionnaire de
Chante-Coq. Le médecin trouva la maladie si avancée qu'il jugea inutile d'ouvrir une nouvelle médication, il se contenta de quelques adoucissants.
Deux jours après le malade succomba à la suite
d'une agonie longue et pénible. Je ne sais si nos
deux docteurs ont bien lieu de s'applaudir. »

Montfort. — Vraiment, je ne sais pourquoi,
mais les curés ne sont point heureux dans l'emploi
de la médecine curative ; ils n'ont point la main
chanceuse.

Le Comte. — M. le supérieur de la D..., près
C..., m'a aussi raconté la mort funeste d'un prêtre
de sa connaissance qui faisait un fréquent usage de
la fameuse panacée. Un jour qu'il la prit comme
de coutume, pour faire disparaître son indisposition, au lieu de procurer le mieux accoutumé, elle
aggrava singulièrement la maladie. Une seconde
dose fut prise, puis une troisième et ainsi de suite :
bref, le malade fut administré. Deux de ses con-

frères, comme lui partisans de la bénigne méthode curative et qui l'assistaient, lui firent encore avaler une dose de vomi-purgatif, selon la méthode prescrite : ce fut la dernière ; il mourut dans des convulsions, des crampes, des tranchées inouïes.

Le Curé. — Mais pourquoi cet imprudent continuait-il d'en prendre, puisqu'il voyait que cela prenait une mauvaise tournure ?

Le Comte. — Parce que M. Leroy dit : Plus la violence des douleurs est augmentée pendant l'action des purgatifs, plus il faut activer le traitement évacuant. (Chap. ix.)

On cite dans la brochure un grand nombre de malades qui ont pris, dit-on, 5o, 8o, 1oo doses de suite, et qui n'en sont pas morts ; chaque malade dit : J'en ferai bien autant. Ils avalent les doses avec assurance, mais malheureusement le succès n'est pas toujours aussi constant que dans la brochure de M. Leroy ; car il arrive souvent que la première ou la deuxième dose suffit pour tuer le malade.

Montfort. — M. Leroy dit aussi dans sa brochure que « la mort vient quelquefois interrompre le traitement. » En effet, elle l'interrompt souvent d'une manière un peu brusque et violente.

Purgoni. — Il est certain que si l'on n'a pas le temps d'administrer une suffisante quantité de doses purgatives avant que la mort n'arrive, on ne doit pas s'en prendre au remède, mais au défaut de temps.

Montfort. — Vous nous la donnez belle, vous, Docteur! Eh! dans quelle vue donc administre-t-on les remèdes, sinon pour *empêcher la mort d'arriver ?* Si vos purgatifs ne l'empêchent pas d'arriver, c'est qu'ils ne sont pas le remède qui convient.

Le Comte. — Je vais vous citer un fait où la mort a donné le temps d'avaler largement les doses. M. L. D..., vicaire du P..., a fait pendant une quinzaine d'années un usage réitéré de la médecine de M. Leroy, dont il était enthousiasmé et auquel il disait devoir sa santé : notez qu'elle était on ne peut plus déplorable. Il était d'une faiblesse, d'une maigreur, d'une pâleur affreuses; enfin, il était devenu couleur de terre. Ses parens l'excitaient à recourir encore à la salutaire panacée, qu'il redoutait à cause des souffrances inouïes que ce violent drastique lui faisait endurer. « *Il n'y a que cela qui puisse me guérir*, disait-il; *mais il faudrait qu'on me forçât.* » Le 15 février 1834, il se rendit chez son père, sur le zèle duquel il comptait pour dompter sa répugnance. Le remède lui fut administré le 17, le 19 et le 21 : quatre heures après l'avoir pris, ce dernier jour, il expira.

Le Curé. — Je n'y tiens plus, M. le Comte ; vraiment je n'aurais jamais cru que cette médecine fût si meurtrière. J'avais bien entendu dire que plusieurs personnes en étaient mortes, mais je pensais que c'étaient des calomnies. Ainsi , madame N. T., de l'Aigle, m'a été citée comme ayant succombé à l'usage réitéré des purgatifs de M. Leroy; mais j'étais tellement engoué de la méthode curative , que je refusais d'y ajouter foi , bien que ce fût le bruit public : comme on s'aveugle !

MONTFORT. — Ah! vous comprenez donc enfin que votre fameux chirurgien-consultant a menti par sa gorge , quand il a dit que sa méthode était la seule véritable, qu'elle guérissait toutes les maladies et ne pouvait jamais faire aucun mal à personne.

PURGONI. — Quelle injustice, d'attribuer aux purgatifs des morts que la sérosité âcre a seule produites! « Il est certain que, généralement parlant, un malade ne peut pas être trop purgé quand il souffre. » (Chap. IX , sect. 3.)

MONTFORT. — Et un malade qui ne souffre point?... Savez-vous, Messieurs, que vous mettez votre monde dans un étrange embarras? D'un côté, M. Leroy, en sa qualité d'officier de...; non, je me trompe ; en sa qualité de chirurgien-consultant, prétend qu'un malade ne peut pas trop se purger, et que plus les douleurs augmentent par l'action des purgatifs, plus il faut lui en faire avaler; d'un autre côté, tous les médecins de l'Europe assurent que dans ce cas le malade doit succomber s'il persiste, et que s'il en échappe , c'est à la force de son tempérament et aux efforts de la nature qu'il le doit : on cite des faits de part et d'autre ; à qui donner la préférence ?

Purgoni. — Un raisonnement bien simple , et à la portée de tout le monde, peut fixer toute incertitude ; le voici : « Un principe vrai ne peut tromper ; donc la purgation ne produit aucun des maux qui affligent les malades secondairement ou durant le traitement. » (Chap. ix, sect. 12.) Si ce n'est pas là de la logique , et de la plus pure, je ne m'y connais plus.

Montfort. — C'est de la logique comme on n'en trouve nulle part, pas même dans les écrits de Platon. Quel subtil logicien que ce M. Leroy !

Le Comte. — Quoi qu'il en soit, j'oserai avancer que son raisonnement est vicieux, et même faux. Je sais qu'un principe vrai ne peut tromper ; mais aussi il est certain qu'on peut mal l'appliquer, ou l'appliquer dans des circonstances inopportunes, comme a fait M. Leroy ; d'un autre côté, il n'a pas prouvé que la purgation, telle qu'il l'entend , est un principe vrai : il fait donc violence à toutes les règles de la logique et du bon sens, en tirant en conclusion que la purgation ne peut produire aucun mal. C'est comme si l'on disait : Un principe vrai ne peut tromper, donc les alimens ne peuvent produire aucun mal. Tout le monde sait que si l'on en prend trop, ou qu'on en prend lorsqu'une indisposition demande qu'on s'en abstienne, ces mêmes alimens, qui nous soutiennent et nous fortifient quand ils sont pris selon le besoin naturel, deviendront une cause de maladie par leur usage inopportun. Je vais vous citer un fait récent auquel a donné lieu ce faux raisonnement de M. Leroy. J. B..., père de famille, âgé de 47 ans, avait un cancer du pylore. Ennuyé de se faire traiter, sans presque aucune amélioration, par deux médecins qu'il voyait alternativement, il prit le parti d'user de la *médecine Leroy*, afin, disait-il, de le faire *aller* ou *venir*. Mais comme, apparemment, sa famille ne partageait pas son opinion sur l'efficacité de la fameuse panacée, il alla chez un de ses amis qui en avait un dépôt : ce fut là qu'il se passa une scène vraiment tragico-comique. Il prend donc une dose de vomi-purgatif, comme l'indique la méthode en pareil cas. A peine un quart-d'heure après l'ingestion de ces substances irritantes dans l'estomac, sa douleur épigastrique augmenta considérablement, une fièvre violente s'alluma ; les crampes, les convulsions, les tranchées, les efforts pour vomir, pour aller à la selle, formaient un ensemble impossible à retracer. Tout cela n'empêcha pas son charitable ami, cinq heures après, de lui faire avaler, presque de force il est vrai, à peu près la moitié d'une seconde dose. Cette barbare témérité, comme vous le pensez bien , augmenta' encore les accidens. Une heure après il n'était plus.

Le Curé. — Ciel ! quel inconcevable acharne‑ment à vouloir faire prendre un remède quand on voit qu'il augmente les souffrances des malades.

Montfort. — Pardon de la comparaison, M. le Curé, mais elle me passe par la tête , je ne puis la taire : vous pourriez dire comme un individu qui voyait passer dans la rue un homme qui était rond comme une futaille, c'est-à-dire complètement ivre : Hélas ! dit-il, voilà pourtant comme j'étais hier !... quand vous gorgiez de purgatifs la femme de votre sacristain, vous.

Le Curé. — Ne parlons plus de cela.

Le Comte. — Je ne vous ai raconté que le tragi-que, il faut maintenant que vous sachiez le comi-que. La famille fut bientôt instruite de cet événe-ment malheureux ; on court , on s'empresse, on veut savoir comment cette mort a eu lieu si subite-ment. Lorsqu'on sut qu'il avait pris la médecine *Leroy*, comme ils l'appelaient , la mère , deux fils et une fille se jettent sur les bouteilles, en moins de deux minutes toutes les fioles et les flacons fu‑rent dans la rue : le fracas des bouteilles , les cris , les vociférations, les juremens composaient un cha-maillis inoui jusqu'alors.

Montfort. — Moi, j'aurais f.... le propriétaire du dépôt par la fenêtre à la suite de ses bouteilles, pour lui apprendre... Pardon, Messieurs, de l'expression qui m'est échappée et que mon indignation n'a pu retenir.

Le Curé. — C'est-à-dire que vous auriez eu le même tort que lui, puisque vous auriez causé sa mort.

Montfort. — Je sais bien que j'aurais eu tort, mais je n'aurais pas pu me contenir.

Le Comte. — Il faut convenir toutefois que la maladie était mortelle et que les purgatifs ne l'ont avancée que de quelques mois. Mais voici un autre fait plus déplorable encore, que m'a transmis un prêtre.

« Un jeune homme fort et robuste fut atteint, en 1835, d'une gastrite et d'une fluxion de poitrine, jointes, à ce qu'on crut, à une fièvre cérébrale. Aucun médecin ne fut appelé; mais deux prêtres qui, avec leur chère *médecine curative*, bravaient hardiment la science et l'expérience des médecins de tous les siècles, lui administrèrent doses sur doses sans procurer au malade le moindre soulagement; ce n'était pas le moyen. Bref, le patient fut administré et on n'attendait plus que son dernier soupir. Vous croyez que la scène est terminée? pas du tout, voici le plus comique, s'il n'était pas cruel et barbare : il prit fantaisie à nos deux modernes Esculapes de lasser sa patience et ils proposèrent au moribond une nouvelle dose. Ce jeune homme, très pieux et résigné à tout, crut faire un acte d'obéissance et prend la dose : deux minutes après il n'était plus. »

Le Curé. — C'en est trop, M. le Comte, je renonce pour jamais à la médecine curative ; ce que je regrette, c'est de ne pas vous avoir consulté plus tôt.

Montfort. — Et vous, Docteur, que dites-vous de tout cela ?

Purgoni. — Je dis que j'ai une masse de faits à opposer à M. le Comte, et qu'il ne détruira jamais.

Le Comte. — C'est ce que nous verrons prochainement.

ONZIÈME ENTRETIEN.

Le Curé. — Nous venons de voir un pauvre malheureux, M. le Comte, qui, en excitant ma pitié, m'a fait grand'peur ; c'est un jeune homme qui tombe du haut mal. Ciel ! quelle terrible maladie ! il est tombé tout auprès de moi.

Le Comte. — C'est, en effet, une terrible maladie et en même temps une maladie bien surprenante. Comment se fait-il que les accès se reproduisent ordinairement à époque fixe ? Dans l'état actuel de la science, on ne sait rien de positif sur la nature de cette affection épouvantable.

Purgoni. — Tous vos médecins y ont épuisé leur latin et ont émis des opinions plus bizarres les unes que les autres; pas un n'a rencontré la vérité. Mais M. Leroy a fixé toute incertitude en jetant la lumière sur ce point important de la science médicale. Voici comme il explique cette maladie : « Portée au cerveau, sur la dure-mère, la sérosité humorale peut causer des accès d'épilepsie ou faire ce qu'on appelle tomber du haut mal ou mal caduc. Pour causer cette maladie, la fluxion émane de la bile noire, qui est la couleur des humeurs lorsqu'elles sont très corrompues. Le sang l'envoie au cerveau par les artères carotides; il la rassemble goutte à goutte dans un sac membraneux appelé kyste qui s'est formé au-dessus de la dure-mère. Lorsque ce petit sac, qui n'en peut contenir qu'une certaine quantité, est rempli, le mouvement des artères et l'action de la membrane nerveuse, irrités sans doute par l'acrimonie de la matière, le forcent à se vider; il se fait en conséquence un épanchement de la fluxion sur les méninges, le long de la moëlle allongée sur les nerfs, et par l'action inhérente à sa nature et relativement à leur éminent degré de sensibilité, elle les met dans cet état de contraction qui forme le caractère de cette affreuse maladie.

.... La bouche rend une matière écumeuse. La fluxion, dans ce cas, découle de la tête dans l'estomac; quelquefois on l'entend descendre, etc. » (Chap. XIII, sect. 8.)

Le Comte.— O Morgagni ! ô Cruveilhier ! ô Bichat! où êtes-vous? votre gloire est éclipsée. Quoi ? vous n'avez pas su trouver dans vos dissections un *sac membraneux*, un *kyste*, peut-être plus gros qu'un œuf? Vous êtes indignes de la célébrité dont vous avez joui jusqu'à ce jour. Vous nous faites les descriptions les plus savantes et les plus détaillées sur des organes microscopiques, et vous avez eu la maladresse de ne pas découvrir un sac plein de *sérosité âcre*, un kyste dont la grosseur est plus de vingt millions de fois plus considérable. En vérité, il est aisé de voir que les grands hommes sont distraits. Un kyste échapper aux recherches les plus minutieuses des plus célèbres anatomistes de l'Europe! Un sac membraneux plein de sérosité âcre et *placé au-dessus de la dure-mère!* J'avoue que je n'y conçois rien; et si ce n'était pas M. Leroy lui-même qui en donne la description comme l'ayant vu de ses propres yeux, vu, ce qui s'appelle vu, je ne croirais jamais qu'il eût pu échapper à des yeux si pénétrans.

Montfort. — Cela prouve en faveur de la subtilité visuelle de M. Leroy.

Purgoni. — Assez d'ironie, Messieurs; des raisons maintenant, s'il vous plaît, puisque vous semblez révoquer en doute l'existence de ce kyste découvert par M. Leroy.

Le Comte. — Lui? M. Leroy? jamais il n'a fait une autopsie; car s'il avait seulement ouvert un cadavre, seulement un crâne, il aurait vu que non-seulement il n'y a point de kyste au-dessus de la dure-mère, mais que s'il s'en formait un chez les épileptiques, tout le monde pourrait le reconnaître et le voir aussi aisément que s'il y en avait un sur ma main. La dure-mère est une espèce de toile aussi unie que la peau, conséquemment le sac ne fût-il que de la grosseur d'une tête d'épingle, tous les anatomistes le trouveraient, et pas un seul ne l'a vu. Mais ce n'est pas tout encore ; d'après l'inventeur du sac, le sang rassemble la *sérosité âcre* goutte à goutte dans ce kyste ; mais pour l'y rassembler il fallait que le sac fût formé, *fût cousu* antérieurement. Je demanderai donc au spirituel auteur qui a fait ce sac, qui en a déterminé la capacité, et surtout qui a donné à *l'ouvrier* qui l'a confectionné assez d'intelligence pour préparer d'avance un logement pour la *sérosité âcre* que le sang devait apporter par la suite.

En vérité, M. Purgoni, quand on ose avancer de pareilles inepties, de pareilles bêtises, et surtout de pareils mensonges, on est digne du plus profond mépris. O M. Leroy ! comme vous avez abusé de la crédulité de vos lecteurs ! Vous saviez qu'ils n'étaient pas à même, pour la plupart, de reconnaître la fausseté de vos assertions ; oui, vous connaissiez leur ignorance sur ce point, et vous en avez profité pour débiter les mensonges les plus insignes et les erreurs les plus monstrueuses. Pourquoi ? dans quel but ?.... Si la charité ne me retenait, je dévoilerais aux yeux de l'univers toutes vos honteuses spéculations ; mais je me restreins à la critique de votre fausse doctrine, sans entrer dans votre intérieur.

Le Curé. — De la modération, M. le Comte ; il est trop tard pour se fâcher.

Le Comte. — Mais n'êtes-vous pas indigné vous-même, M. le Curé, en voyant mentir si grossièrement et surtout avec connaissance de cause ? Pensez-vous que M. Leroy ne sait pas aussi bien que nous que jamais personne n'a trouvé au-dessus de la dure-mère un sac rempli de sérosité âcre ? Il en est de son sac comme de la sérosité âcre, il n'a jamais vu le sac, il n'a jamais vu la sérosité âcre ; personne, aucun anatomiste n'a découvert ce sac ; personne, aucun chimiste n'a reconnu sa sérosité âcre, et cela, par la raison toute simple que ni l'un ni l'autre n'existe.

Montfort. — Le sac est peut-être comme la sérosité âcre, *inaccessible à l'œil et au toucher* ; vous savez que M. Leroy s'exprime ainsi dans sa méthode.

Le Comte. — Voyez son acharnement à tromper le public : pour faire croire qu'effectivement la sérosité âcre s'épanche de dedans son sac, il dit que quand l'écume est rendue par la bouche, la *fluxion découle de la tête dans l'estomac, quelquefois on l'entend descendre....* Par où descend-elle ? par quelle voie ? Il n'y a aucune communication directe de la dure-mère avec l'estomac : donc, encore un mensonge. Il dit qu'on l'entend descendre ; autre mensonge encore, puisqu'elle n'existe pas plus que le sac.

Un peu de réflexion suffit, même aux personnes

les moins instruites, pour comprendre que cette terrible maladie n'est causée ni par un *sac* ni par la fabuleuse sérosité âcre de M. Leroy. Ne sait-on pas, en effet, que la vue seule d'une personne dans un accès épileptique peut faire éprouver sur l'heure même les accidens de l'épilepsie. Comment cela ? je n'en sais rien ; mais le fait existe et arrive même fréquemment. Comment se fait-il que certaines personnes bâillent toutes les fois qu'elles en voient ou en entendent d'autres effectuer cet acte ? S'il en était comme dit M. Leroy, il faudrait que le sac se formât bien promptement et la sérosité âcre aussi, puisqu'on a vu certaines personnes tomber à l'instant même où elles apercevaient l'épileptique en prise avec les convulsions. M. Leroy lui-même cite un exemple où l'individu ressentit les premières attaques au bout de deux ou trois jours. Il s'est donc aventuré sur cette maladie comme sur la plupart des autres, il a parlé sans savoir, ou plutôt il a parlé contre sa croyance , ce qui est indigne d'un homme probe et consciencieux.

Pourtant je ne nierai pas que l'emploi des purgatifs, toutefois moins actifs que ceux de M. Leroy, ne soit quelquefois salutaire dans cette maladie ; outre qu'ils entretiennent la liberté du ventre , ils peuvent aussi contribuer à la guérison par leur action dérivative. Mais souvent les purgatifs, la belladonc elle-même et les antiphlogistiques sont impuissans contre cette terrible maladie.

Purgoni. — Ce n'est pas étonnant si les antiphlogistiques sont impuissans ici comme dans toutes les maladies; comment prétendre guérir en évacuant le moteur de la vie ! « Pleins de respect pour l'instinct du cheval marin, inventeur, dit-on, de la saignée, nombre de médecins ont cru devoir imiter cet animal. Telle est la force des préjugés, que beaucoup de praticiens ne peuvent abandonner l'évacuation du sang, *quoique bien pénétrés de ses désastres.* Pour un soulagement de vingt-quatre heures, si tant est qu'il ait lieu, chaque saignée abrège les jours de dix ans; et cependant on s'acharne à conserver cette pratique meurtrière. » (Chap. v, sect. 2.)

Montfort. — Dix ans ! rien que cela ! Diable ! comme vous y allez, Docteur. Je connais un homme, entre plusieurs autres, qui s'est fait saigner plus de 30 fois ; savez-vous qu'à votre compte, cela lui fait 300 ans de moins à vivre ? Cependant le bonhomme a encore bon pied et bon œil ; s'il ne s'était pas tant fait saigner, il aurait peut-être vécu aussi long-temps que *Mathieu-Salé.*

Le Curé. — Dites donc au moins Mathusalem, M. Montfort ; vous écorchez un peu les mots, ce soir.

Montfort. — Oh! ma foi, je n'y tiens pas la main.

Le Comte. — M. Leroy croit sans doute avoir fait une fameuse sortie contre la saignée, et avoir prouvé qu'elle est toujours funeste, en jetant aux yeux de la multitude qu'elle évacue le *moteur de la vie;* comme si tout le monde ne savait pas que son moteur de la vie est très souvent aussi le *moteur de la mort.* La plupart des morts subites ne sont-elles pas causées par ce qu'on appelle vulgairement les coups de sang? Combien d'individus enlevés chaque année par des apoplexies foudroyantes?

Purgoni. — Je vous répéterai encore, avec l'auteur de la méthode : « Non, jamais l'homme n'a trop de sang : les arbres sèchent-ils pour avoir trop de sève?... Ce fluide qui leur donne la vie les fait-il périr? l'erreur à cet égard est dans presque tous les esprits, et les procédés qui s'en ressentent, mettent dans toute son évidence la faiblesse des connaissances acquises jusqu'à présent en médecine. » (Chapitre v, sect. 2.) Non, il est impossible de trouver un homme plus profond que n'est M. Leroy: voyez cette comparaison vivante qu'il établit entre la sève des plantes et le sang ! Vraiment...

Le Comte. — Comme on se laisse séduire par la superficie des pensées ! Les arbres ne sèchent pas pour avoir trop de sève ; non; parce qu'ils ne puisent pas trop de sucs nourriciers; mais les hommes n'en *puisent-ils* jamais trop, eux ? ne font-ils jamais aucun excès de table ? Je dirai donc à l'ingénieux auteur, pour continuer sa comparaison : que les hommes soient sobres, qu'ils ne prennent d'alimens que ce qu'il en faut pour réparer les pertes que fait notre corps et fournir à son développement naturel, comme le font les arbres, et jamais ils n'auront trop de sang. Ne nous laissons donc jamais emporter par un enthousiasme aveugle ; allons toujours au fond des choses avant de juger : vous voyez maintenant à quoi se réduit cette captieuse comparaison.

MONTFORT. — M. Leroy, n'ayant point de raisons à opposer aux nombreux succès obtenus par la saignée, a pris le parti de la tourner en ridicule, en disant que c'est un cheval marin qui l'a découverte : mais qu'est-ce que cela prouve, je vous prie ? La Providence ne se sert-elle pas souvent des moyens les plus simples, et quelquefois même les plus bizarres en apparence, pour nous instruire et nous manifester de nouveaux bienfaits. Si M. l'Auteur eût voulu se donner la peine de lire, il aurait vu quelques pages après celle qui lui a appris que ce fut l'hippopotame qui donna l'idée de la saignée, que les purgatifs ont été inventés par des chèvres, qui, après avoir brouté de l'ellébore, firent reconnaître à Mélampe sa vertu cathartique. Il aurait vu aussi que l'usage du clystère, qu'il conseille par fois, vint aux Égyptiens de la cigogne, à qui la nature a fait le bec de figure propre à pouvoir se l'introduire dans l'anus, et à insérer dans ses intestins un fluide qui les nettoie : ils comprirent que cela lui faisait du bien au ventre tout de suite. Votre maître, Docteur, a donc fort mauvaise grâce de critiquer l'origine de la saignée : un cheval est aussi noble qu'une chèvre.

Purgoni. — Tout ce qu'il y a de sûr, c'est que la saignée jusqu'à défaillance a peut-être détruit plus d'hommes que toutes les guerres et toutes les épidémies. (Chap. 4.)

Montfort. — En voilà-t-il une belle ! On voit bien que ce pauvre homme n'a jamais mis le pied sur un champ de bataille.

Le Curé. — Je crois que nous en avons bien assez dit sur les erreurs de M. Leroy. Je vous disais dernièrement, M. le Comte, que j'étais parfaitement converti ; et vraiment j'ai honte de m'être si long-temps mêlé de choses auxquelles j'aurais dû demeurer tout-à-fait étranger. Il me reste pourtant encore un doute dont je dois vous faire part. Que pensez-vous de la masse énorme de faits recueillis par M. Leroy, et qui tous sont en faveur de sa méthode ?

Purgoni. — C'est là que j'attends M. le Comte, et surtout M. le Maire. Il est facile de raisonner à perte de vue, de faire de belles et de vastes théories, d'écraser un adversaire qui n'est pas présent sous le poids d'une science vraie ou fausse. Mais on

18.

ne saurait faire taire les faits ; ils parlent plus haut que les plus brillans discours, et leur langage est intelligible pour tout le monde.

MONTFORT. — En effet, j'ai compté 1558 faits de guérisons cités par M. Leroy, et ce nombre m'a un peu effrayé d'abord. Mais en y regardant de plus près, je me suis aperçu qu'il ne fallait qu'un tout petit calcul pour faire crouler cet énorme échafaudage élevé avec tant de peine. Ecoutez le résultat de mon calcul : Il y a 86 départemens en France, et 1558 guérisons distribuées entre ces départemens donnent une moyenne de 19 pour chacun d'eux. Or, remarquez que la nomenclature des faits de M. Leroy renferme un espace d'au moins vingt ans, ce qui ne donne pas *une guérison par an dans chaque département*. Il me semble que, présenté de la sorte, le compte du chirurgien-consultant cesse d'effrayer l'imagination. M. Purgoni, vous attendiez-vous à cette botte, et croyiez-vous qu'un vieux grognard fût capable de manier ainsi les chiffres ?

LE COMTE. — Votre calcul, M. le Maire, est très ingénieux et ruine les dernières espérances de notre Docteur. De tous les faits si vantés, il s'ensuit seulement qu'il s'est trouvé, dans l'espace de deux ou trois ans, 80 personnes en France qui, ayant besoin d'évacuer, se sont servis du remède Leroy et s'en sont bien trouvés ; car, remarquez-le, Messieurs, je n'ai jamais prétendu que les purgatifs fussent toujours

mauvais; il est des cas dans lesquels ils peuvent
soulager, et même guérir un malade. Mais sur les
1558 récits de guérisons réelles ou prétendues, il
faut retrancher des centaines de cas de maladies aiguës, qui ont en général une marche, un cours et
une durée donnés et invariables, qu'aucun traitement, ordinairement, n'arrête tout-à-coup, et qui,
abandonnées à elles-mêmes sans traitement, se ter-
minent d'une manière heureuse ou funeste dans une
mesure de temps ou période à peu près fixe et constante. Ainsi, des malades sans nombre, atteints
de fièvres aiguës, continues ou intermittentes, de
fluxions de poitrine, de pleurésies, de varioles ; de
scarlatines, de rougeoles, d'inflammations du bas-
ventre, de gastrites, d'entérites, de dysenteries,
d'hépatite, de péritonite, etc., etc., qui ont été
assez heureux pour échapper à la grande activité du
remède de M. Leroy, et ont pu guérir malgré un
pareil traitement, tous ces faits donc ne peuvent
entrer en ligne de compte et ne prouvent rien en
faveur de la médecine Leroy. Ajoutez à cela qu'il
est une foule d'autres cas insignifians, d'indispositions légères et éphémères, extrêmement nombreux,
énoncés vaguement en quelques lignes, qui ont été
guéris, dit-on, par le même remède ; tandis que des
moyens simples, ou même un peu de diète seulement, eussent pu les faire disparaître et plus promptement et plus sûrement. Mais cela ne prouve encore

rien ; et cependant tout cela fait nombre. Avançons. Pour grossir encore les chiffres, on a eu l'heureuse idée de rapporter bien des cas de guérisons,
des cures merveilleuses d'animaux , de chiens , de
chats, de poules, de dindes et de dindons, et autres
encore peut-être indignes d'être nommés. On vous
guérit net et radicalement tout ce petit bétail , ces
fidèles animaux et ces utiles volatils , avec quelques
doses de vomi-purgatif ou du purgatif du n° 2 , 3
ou 4, apparemment suivant la force ou le tempérament des individus ; il faut en convenir, et il y aurait de l'injustice à le nier, la médecine de M. Leroy
est ici d'une admirable efficacité ; elle est héroïque,
rien ne l'égale : c'est donc un excellent remède
pour les bêtes; eh bien , soit ; le pauvre petit baudet n'eût pas été si impitoyablement sacrifié , si La
Fontaine eût connu cette merveilleuse panacée. Il
y a progrès ; vive le 19ᵉ siècle.

Purgoni — Il y a bien de la déloyauté dans la
manière avec laquelle procède M. le Maire. Parce
que M. Leroy a enregistré un certain nombre de
faits , on semble en conclure qu'il n'en existe point
d'autres ; comme si l'auteur de la méthode curative
avait pu connaître tous les individus qui ont eu recours à ses prescriptions, comme si chacun d'eux
lui avait écrit.

Montfort. — Il est certain que votre maître
était à l'affût de toutes les bonnes nouvelles qu'on

pouvait lui apprendre, et qu'il avait organisé de toutes parts des correspondances très actives. Mais quand vous doubleriez le nombre des guérisons, qu'y gagneriez-vous? Ce serait à peine 80 hommes par an qui auraient besoin de se purger, sur une population de 32 millions d'individus, sans compter les poules, les dindons, les porcs et autres...

Le Comte. — J'ajouterai que M. Leroy ne cite aucun insuccès, et que cela dénote chez lui une insigne mauvaise foi; car nos praticiens reconnaissent tous qu'ils n'ont pas toujours été heureux. Ceci me conduit à examiner quelques-uns des faits contenus dans la méthode curative. J'ai remarqué, entre autres, celui rapporté au n° 86; il s'agit d'une demoiselle qui prenait habituellement la médecine de M. Leroy pour la moindre indisposition, et qui a succombé dans un état complet d'hydropisie. Cette mort, visiblement causée par l'usage répété des purgatifs, ne doit pas, selon M. Leroy, leur être attribuée; car, dit-il en note, *elle avait l'intérieur du corps gâté ou endommagé* : il fallait bien dire quelque chose pour disculper les purgatifs, et surtout quelque chose que le peuple ne fût pas à même de démentir.

Deux autres morts sont citées au n° 105, dont l'une est arrivée à la suite de trois semaines de traitement actif; mais M. Leroy dit encore qu'on doit l'attribuer aux remèdes que le malade avait pris avant de recourir à ses purgatifs : jamais les purgatifs n'ont tort.

L'autre était un jeune homme de vingt-huit ans qui est devenu hydropique, et qui, après être désenflé à force d'avaler des purgatifs, est mort dans le marasme le plus effrayant. Voici textuellement l'observation que fait M. Leroy sur cette mort : « Le traitement est toujours ce qu'il est dans son principe, c'est-à-dire, fondé sur une base solide ; mais il échoue toutes les fois que le corps est endommagé, et que l'ame n'y tient plus. » Quand on n'a que des raisons aussi pitoyables à apporter, il vaudrait beaucoup mieux ne rien dire.

Je pourrais encore vous parler du fait rapporté au n° 1049 et surtout 917 : dans ce dernier, il s'agit d'une femme à laquelle on a fait avaler près de six cents doses, tant du vomi-purgatif que du purgatif ; elle a eu plus de trois mille vomissemens, et plus de quatre mille selles ! Jamais la témérité n'a été portée à un tel point. Sept mille évacuations ! En avait-elle celle-là de la sérosité âcre ! La lettre ne dit pas si elle est morte ; mais elle laisse entendre qu'elle est très loin d'être guérie, et qu'elle est obligée de se purger à chaque instant. Voilà de ces faits qui font vraiment trembler. Aussi, l'auteur de la lettre s'écrie-t-il : « Combien d'hommes auraient succombé à tant de souffrances ! » En effet, ici, comme dans un grand nombre d'autres faits qui

grossissent l'énorme fatras de M. Leroy, si l'on en
échappe, et surtout si l'on guérit, on peut dire que
ce sont de ces cas rares, à peu près comme ce qui
est arrivé à deux malades, dont l'un était épileptique et l'autre sourd : le premier fut guéri radicalement par un coup de foudre qui le terrassa ; l'autre
fut également guéri de sa surdité par un coup de
bâton qu'il reçut sur la tête. Quoique les résultats
aient été heureux, je pense que personne ne sera
tenté d'essayer ces sortes de *traitemens*. Lors donc
que l'on n'a pas succombé à un traitement aussi
violent que l'est celui de M. Leroy, surtout dans
les cas où il est contre-indiqué, il ne faut pas s'applaudir, car le succès ne justifie jamais la témérité.

Ce qu'il y a d'inouï dans cette masse informe de
lettres, qui forment presque les neuf dixièmes de la
brochure, c'est que conversations, anecdotes, disputes, quiproquo, tout tourne à l'avantage et à la
gloire de M. Leroy ; jamais le moindre revers, si
on les en croit : toujours ses adversaires ont le des-
sous, toujours ils ont tort, toujours ils sont con-
fondus, foudroyés par les *invincibles* partisans de
la méthode curative. C'est bien le cas de dire :
quand on n'entend qu'une cloche, on n'entend
qu'un son. Quelqu'un raconte-t-il un fait désavan-
tageux pour la fameuse panacée, une mort produite
par ce violent drastique ? bien qu'on cite des auto-
rités compétentes, des preuves manifestes, comme

la déclaration des médecins qui ont fait l'autopsie du cadavre, et qui y ont reconnu l'action irritante et corrosive d'un purgatif violent; tout cela, chansons, balivernes, ou plutôt mensonges; le fait a été dénaturé, inventé par jalousie; la mort n'a pas eu lieu, ou si elle a eu lieu il y a injustice à l'attribuer à la méthode curative; elle ne peut jamais causer la mort; la preuve, c'est qu'elle a été employée nombre de fois sans mauvais résultat. Je pardonnerais ce faux raisonnement à quelque bon campagnard qui ne sait de logique que ce qu'il en a appris chez le maître d'école de son village ; mais quand je vois un homme qui a passé quinze années sur les bancs , un homme qui doit être instruit, en un mot, un prêtre, un aumônier du roi faire un si triste usage de ses lumières , je ne puis m'empêcher de le signaler nominativement et de vous reproduire sa lettre, qui se trouve au n° 266, et que voici. Après avoir, comme tous les fidèles adeptes de M. Leroy, fait tous ses efforts pour blâmer, ridiculiser et calomnier même les médecins ; car c'est là le début de chaque lettre adressée à M. Leroy, il ajoute :

« Ils s'étonnent tous, et regardent même comme impossible qu'au moment actuel j'en aie pris cent quatre-vingts doses, et de me voir non-seulement vivant, mais assez bien portant. Je dis à ceux qui veulent l'entendre que ces cent quatre-vingts doses je les ai prises depuis le mois de mai 1820 jusqu'à ce jour, et, qu'à coup sûr, je ne suis pas encore délivré de mes maladies chroniques.

» Il faut que je vous fasse part d'une anecdote assez curieuse que voici : Dans les commencemens du mois de décembre dernier, je fus invité à dîner chez M. le curé de Notre-Dame de Moulins. Nous étions quinze ou seize à table lorsqu'un ancien sous-préfet de cette ville entre et prend place au milieu de nous. Presqu'à son premier début dans la conversation, il parle d'un homme mort subitement après avoir pris le remède d'un certain chirurgien Leroy. Les médecins, dit-il, l'ont ouvert, et ont constaté, par un procès-verbal, que cet homme avait l'estomac et les intestins corrodés ; et vous pensez bien, Messieurs, ajouta l'orateur en frappant du dessus de sa main droite dans la gauche, qu'une fois le remède proscrit, à bas le médecin... M. de P., lui répondis-je (je connaissais le personnage), vous aurez de la peine à nous faire accroire que l'homme dont vous parlez ait été tué par le remède Leroy ; car moi, regardez-moi bien, depuis le mois de mai 1820, j'en ai pris cent quatre-vingts doses. Un coup de massue sur la tête (et notez que ce jour-là le coloris brillant de la santé était peint sur mon visage) n'eût pas produit un effet plus prompt que fut celui de ma réponse. M. de P. me regarde attentivement pendant une minute. Malignement, je riais pendant son moment d'attention et que le silence régnait dans l'assemblée. Il ne répliqua pas un mot, pas même une syllabe. Pour le tirer d'embarras, le maître de la maison dit que je digérerais le fer.

» Agréez, Monsieur et cher docteur, les sentimens, etc.

» L'abbé DE CHAUVIGNY DE BLOT,
Aumônier du roi. »

J'ai choisi à dessein la lettre d'un prêtre; car si un homme lettré et instruit, un homme que sa mission rend recommandable à tous égards, et dont le témoignage est par cela même d'un grand poids aux yeux du public, si un prêtre, dis-je, fait un si étrange abus du raisonnement, faudra-t-il s'étonner de voir les épiciers, les marchands de calicot et compagnie, non plus que nos bons campagnards, faire quelque violence à la logique et au bon sens? O M. l'aumônier! comme vous distribuez les *coups de massue!* ce n'est pas étonnant si vous assommez ainsi votre monde. Ce qui me surprend, c'est que M. de P. ne vous ait pas fait ce petit raisonnement qui, toutefois, ressemble parfaitement au vôtre : Un homme, dira-t-on, est mort après avoir bu un verre d'eau froide pendant qu'il était très échauffé; cela est impossible, dirai-je; car moi, regardez-moi bien, j'ai pris plus de cent qua-

tre-vingts verres d'eau froide cette année, et je n'en
suis pas mort ; donc cet homme n'en est pas mort
non plus. Mais, m'objectera-t-on avec raison, vous
n'étiez pas échauffé, vous, et cet homme l'était. Et
quand même vous l'eussiez été, de ce que l'eau
froide ne vous a pas été préjudiciable, pouvez-vous
inférer de là qu'elle ne peut pas l'être à un autre ?
Combien de fois ne voit-on pas plusieurs individus
soumis à la même cause morbifique, et cependant
un seul tomber malade ? l'âge, le tempérament,
les idiosyncrasies individuelles ne sont donc plus
pour rien dans le développement des maladies ?
D'un autre côté, l'affection de cet homme en question pouvait être de nature contraire à la vôtre ;
qu'y a-t-il donc de si surprenant que l'emploi de la
médecine Leroy n'ait pas produit sur vous les mêmes effets que sur lui ? M. l'aumônier du roi n'a
donc pas trop sujet de s'applaudir de son *coup de
massue*, et sa fanfaronnade demeure bien fade
quand on l'examine à fond.

MONTFORT.—Les deux guérisons qui me plaisent
le mieux parmi celles qu'on trouve dans l'ouvrage
de M. Leroy, c'est celle d'un enfant à qui les purgatifs merveilleux ont fait rendre un morceau de
chair *par l'oreille ;* vraiment ils sont d'une efficacité incompréhensible. L'autre guérison, non moins
surprenante, a eu lieu chez un homme de soixante-
douze ans, qui avait des cors aux pieds. M. Leroy

fait à cette occasion une réflexion aussi spirituelle
que pratique ; il faut, dit-il, faire cesser la compression de la chaussure , et évacuer en même temps
l'acrimonie des humeurs qui cause cette affection.
C'est ce qu'a fait notre septuagenaire ; aussi, il a
été guéri radicalement. Il est vrai qu'ayant cessé de
marcher pendant dix mois qu'il s'est purgé, on ne
sait si c'est la cessation de la compression de la
chaussure ou les purgatifs qui ont fait disparaître les
cors ; mais dans le doute on s'est décidé en faveur
du jalap. Je suis presque tenté d'en prendre aussi
pour faire disparaître les balafres qui couvrent ma
jolie figure ; qui sait jusqu'où peut aller la puissance
curative des purgatifs de M. le chirurgien-consultant de Chante-Coq ? puisqu'ils font disparaître les
cors , je ne vois pas pourquoi ils ne réussiraient
pas à enlever mes cicatrices.

PURGONI. — C'est mon mieux de ne pas vous
répondre , M. le Maire.... Et vous, M. le Comte,
d'après ce que je vois, vous regardez tous les faits
rapportés par M. Leroy, comme insignifians et
comme ne prouvant rien en faveur de la méthode
curative.

LE COMTE. — Nullement, M. Purgoni, je vous
ai confessé vingt fois que la médecine Leroy, lorsqu'elle a été employée avec modération et mesure,
a opéré des cures véritables , spécialement chez des
personnes atteintes d'enflure locale ou générale,

d'hydropisie, anasarque ou même ascite quelquefois. On sait que dans ces cas les purgatifs actifs,
souvent répétés, sont très utiles, pourvu que les
malades conservent encore assez de forces, qu'ils ne
présentent ni fièvre, ni irritation abdominale, gastrique ou intestinale, colique, etc. Le même remède a pu être également utile dans quelques en-
gorgemens chroniques, empâtemens, obstructions
viscérales, abdominales, sans douleur ni chaleur interne, chez des personnes lymphatiques, molles, apa-
thiques, qu'il est bon dans ce cas de secouer de temps
en temps. Mais on aurait pu obtenir les mêmes résultats par des purgatifs plus doux, plus innocens et sans
véhicule alcoolique, irritant, brûlant et racornissant,
pour ainsi dire, la muqueuse gastro-intestinale.
Voilà, à peu près, les maladies où l'emploi des purgatifs a obtenu du succès ; mais comme les malades
ne connaissent point la nature ni même le nom de
leurs maladies, ils se sont contentés de dire pour la
plupart qu'ils se sont bien trouvés de la médecine
de M. Leroy. Ainsi sur les 1558 individus guéris,
il y en avait peut-être un quart atteints de la même
maladie, et dans ce cas les six ou sept cents guérisons
ne prouveraient pas plus qu'une seule, puisque ce
serait la même répétée plusieurs fois. Au résumé,
les purgatifs de M. Leroy n'ont pas plus opéré de
merveilles que ceux de nos docteurs, et il est certain
que si le vieux praticien dont je vous ai souvent

parlé se mettait en fait de recueillir les guérisons qu'il a opérées, non pas par un seul remède, non pas par une méthode exclusive et inflexible, mais par une bonne méthode éclectique, il est certain, dis-je, rien que dans une seule année il compterait plus de six fois plus d'individus guéris par ses traitemens, que M. Leroy n'en a rassemblé dans une pratique de plus de vingt ans.

En vérité, je ne vois pas qu'il y ait lieu de faire tant d'embarras de cette poignée de guérisons.

MONTFORT. — Eh bien, Docteur, eh bien ? allez-vous encore vous retrancher derrière vos faits ? Qu'avez-vous encore à objecter ? Êtes-vous enfoncé comme il faut, cette fois-ci ?

PURGONI. — C'est possible ; mais cela ne change pas mon opinion.

LE COMTE. — Maintenant, Messieurs, si l'on comparait le nombre des personnes qui ont succombé à la suite de la médecine de M. Leroy avec celui des guérisons, vous verriez qu'elle a fait plus de dix fois plus de victimes qu'elle n'a sauvé de malades. Combien ce violent drastique n'a-t-il pas causé de superpurgations ou énormes et excessives évacuations ; des inflammations épouvantables, la gangrène même des intestins, d'horribles crampes comme cholériques, tranchées et coliques violentes, c'est-à-dire à peu près tous les symptômes du choléra ? Et soit dit ici en passant, ne voit-on pas alors une certaine analogie d'action entre le principe miasmatique, délétère, toxique du choléra, et le remède de M. Leroy?

Montfort. — Ce rapprochement n'est pas extrêmement flatteur pour la bénignité d'action de la médecine de notre chirurgien-consultant.

Le Comte. — A propos du choléra, on n'aura certainement pas manqué d'employer le remède de M. Leroy contre la terrible épidémie de 1832; c'était le cas des humeurs âcres ou jamais : eh bien, on n'en rapporte pas un seul fait dans le gros livre de M. Leroy. Que faut-il en conclure, sinon que ce remède n'a fait aucun bien, et probablement beaucoup de mal? On garde là-dessus, comme sur bien d'autres faits, un prudent silence. Il est vrai qu'au train qu'allait le choléra, on n'a pu avoir le temps d'administrer des trois ou quatre cents doses, et la mort, comme il est naïvement rapporté dans la méthode curative, *a souvent empéché de continuer le traitement.*

Le Curé. — En effet il a dû l'interrompre d'une manière un peu brusque. Mon cher Docteur, c'en est fait ; je me rends au sentiment de M. le Comte, et si je regrette quelque chose, c'est de ne pas l'avoir consulté plus tôt. Vous-même, vous devez sentir que ses réflexions sont justes et sa critique sensée : plus d'un fait vous l'a attesté dans votre pratique.

Purgoni. — Vous avez bonne grâce, vous, M. le Curé, à me faire cette observation ; vous qui naguère encore partagiez mon opinion en tout point.

Le Curé. — Je ne rougis point d'avouer mes torts : j'ai agi de bonne foi, parce que je n'étais pas éclairé ; maintenant que je le suis, ma conscience me fait un devoir d'abandonner la méthode de M. Leroy ; suivez ce que vous prescrit la vôtre et vous m'imiterez.

Le Comte. — Assez, M. le Curé, notre Docteur prend la mouche : on est facile à fâcher quand on vient d'essuyer une si sanglante défaite.

Montfort. — Grâce pour le vaincu, Messieurs, moi, j'ai l'âme bonne et je n'aime pas....

Purgoni. — Monsieur ! vous m'insultez, avec votre ton ironique, et peu s'en faut que je ne vous demande compte de... Adieu, si jamais...

Montfort. — Ne frappez pas si fort ; vous allez casser la table.

Le Comte. — M. Purgoni !...

Le Curé. — M. le Docteur !

Montfort. — Plus de Docteur, il est parti : bon voyage.

Le Comte. — Après tout personne ne l'a offensé.

Montfort. — Votre seul tort, c'est de l'avoir enfoncé, lui et son Leroy.

Le Curé. — Humainement parlant, il ne peut

pas abandonner son opinion ; cette méthode le fait vivre, et d'un autre côté, il n'a pas étudié les autres auteurs ; de sorte qu'il ne lui prendra pas envie d'y renoncer.

Le Comte. — Cela est vrai. Je me réservais, Messieurs, l'occasion de vous lire une parodie du *Credo* faite par un fanatique partisan de M. Leroy. Quoique M. Purgoni ne soit plus là, je vais néanmoins vous en donner lecture pour vous faire voir que notre chirurgien s'enivre sans distinction de toute espèce d'encens, le voici :

« Je crois en Dieu le Père, et à la précieuse médecine populaire, purgative et curative, unique et infaillible pour prévenir et extirper toutes les maladies.

Je crois au moderne Esculape, M. Leroy ; parmi tous les médecins, un fils unique, N. S. ; lequel fut conçu par un grand esprit, et naquit en France, mère très féconde en héros. Il souffrit en étudiant jour et nuit. Son nom fut vilipendé, amorti, enseveli par les méchans médecins et pharmaciens. Il descendit en Amérique, et ressuscita en Italie. Il s'éleva au-dessus de tout autre médecin, et maintenant il est assis à la droite de l'académie de Paris. De là il viendra juger, confondre l'impéritie de nos médecins, et anéantir ses violens détracteurs. Je crois à l'esprit de son divin élixir, et à sa doctrine fondée sur l'expérience ; la destruction de tous les autres pharmaciens ; point de rémission pour ses antagonistes ; la résurrection de tous les malades incurables ; la santé universelle et prochaine, l'adoption de son lumineux système, et son immortalité. *Amen.* » (n° 1554). Comment trouvez-vous cela ?

. LE CURÉ. — Non-seulement cela dénote bien peu de respect pour nos livres saints, mais une stupidité peu commune de la part de l'auteur et de celui qui l'a introduit dans son ouvrage.

MONTFORT. — M. Leroy est un pauvre *Sire.*

LE COMTE. — Maintenant, M. le Curé, vous me permettrez de vous faire quelques observations sur votre incompétence à exercer la médecine, ainsi que tous vos confrères. Ou plutôt, attendez ; j'ai ici une lettre du célèbre médecin dont je vous ai parlé, qu'il a adressée à un de vos confrères qui le consultait sur la médecine de M. Leroy, et sur sa conduite à tenir au lit des malades, la voici :

« L'été dernier je lus par hasard un passage d'une brochure de Leroy tout-à-fait en opposition avec tous les principes de la médecine. J'écrivis en marge ce peu de lignes : « Il est extrêmement » probable que le malade qui sera traité selon la » méthode indiquée dans le dernier paragraphe, » pour les symptômes rapportés dans celui qui » précède immédiatement, p. 179, succombera » dans les vingt-quatre heures avec tous les symp-

» tômes d'empoisonnement par substance corro-
» sive. L'individu, par conséquent, qui aura eu
» l'extrême témérité de l'employer, devra être re-
» gardé comme coupable d'homicide s'il n'est con-
» vaincu de folie. »

» Pour dissiper l'erreur et les funestes illusions
où sont tombés plusieurs ecclésiastiques, au sujet
de ce que l'on appelle la médecine de Leroy, je
ne veux pas me prévaloir de la sentence médicale
ci-dessus énoncée ni de l'autorité de la médecine,
parce que l'on pourrait peut-être se croire en droit
de récuser cette autorité et mon témoignage, me
taxer de partialité, m'accuser de parler sous l'impression d'un préjugé, contre une opinion que je
ne partage pas; et enfin me reprocher de vouloir
me constituer juge dans ma propre cause, sur une
matière dont la partie adverse ne peut connaître
pertinemment.

» Mais voici un raisonnement simple, populaire,
à la portée de tout le monde et de toutes les intelligences, même les plus étrangères aux sciences
médicales.

»Un prêtre, je suppose, savant et versé tant qu'on
voudra dans l'Écriture-Sainte, la doctrine des
saints Pères, le droit canon, la théologie, le
dogme, la morale, l'histoire ecclésiastique, la connaissance du cœur humain, etc., habile confesseur,
directeur éclairé, mais absolument étranger aux

sciences naturelles et particulièrement aux sciences
si nombreuses, si compliquées et si difficiles de la
médecine, dont les principales sont l'anatomie, la
physiologie, l'hygiène, la pathologie, la thérapeutique, la chimie, la botanique, la pharmacologie,
etc.; malgré cela, ce savant médecin des âmes dont
il connaît si bien et la vie, et les mouvemens, et
les maladies, et qu'il traite avec succès et bonheur;
ce médecin spirituel, dis-je, un jour, transporté
d'un beau zèle, il lui prend fantaisie de s'ériger en
docteur et de se faire tout-à-coup médecin. Le voilà
donc médecin des corps comme des âmes ; il a tout
ce qu'il faut pour cela, le débit, l'aplomb, l'assurance, tout enfin, excepté pourtant la science médicale ; n'importe, ce vain appareil de sciences, ce
fatras de connaissances est une surcharge d'esprit,
un fardeau inutile ; il a les meilleures intentions du
monde et est animé d'un grand zèle pour le bien
de ses semblables ; cela suffit, cela supplée à tout.
—Comme cependant il a besoin de quelque base,
quelque appui et quelque guide pour se conduire,
il prend un livre de médecine dont les principes
sont en opposition avec les maximes de la médecine
de tous les peuples de l'Europe, en un mot, un
livre frappé d'une réprobation universelle. Voilà la
source où il puise au hasard le poison ou le remède,
la vie ou la mort. Avec ce livre, dont les faux principes sont très propres à flatter les préjugés du

peuple ignorant et crédule (et ici que de personnes
sont peuple !), il fera des espèces de miracles que
le livre promet si libéralement ; et en effet, quelquefois il semble faire merveille, c'est-à-dire que
quelquefois il paraît *guérir* comme par hasard
quelques malades, et c'est toujours un certain bien
qu'il faut reconnaître ; mais cet heureux effet aurait
pu être obtenu par un médecin habile, d'une manière bien plus simple, sans aucune perturbation,
par des remèdes plus doux, dont l'action est bien
connue et bien innocente, et qui, par-dessus tout,
n'eussent point *sacrifié l'avenir au présent.*

» D'autres succès arrivent encore si vous voulez :
cela encourage et enhardit notre nouveau docteur.
Il marche toujours en avant, à travers tout, avec
son bâton d'Esculape à la main, frappant à droite,
à gauche, sur la maladie ou sur le malade : celui-ci
reçoit en effet quelquefois des coups terribles, tant
pis pour lui ; s'il en meurt, comme cela arrive par-
fois, soit immédiatement, soit consécutivement,
c'est pour son compte ; car il est impossible que
cela n'arrive pas quelquefois, trop de faits le prouvent. Les apparences extérieures séduisent facilement un homme inexpérimenté et surtout celui qui
est forcé de convenir qu'il ignore absolument l'organisme du corps humain, c'est-à-dire l'anatomie
et la physiologie. L'erreur est donc ici inévitable
pour l'ignorant médecin et surtout terriblement

funeste pour le malade ; et si celui-ci meurt , dis-je, c'est pour son compte, ce n'est pas la faute du remède , il était trop tard , il ne pouvait pas être guéri , il avait le sang et toutes les humeurs gâtés, et les parties nobles, vitales, profondément altérées , d'ailleurs le traitement a été trop timidement administré et n'a point été continué assez long-temps. Le remède cependant a prolongé encore les jours de ce malheureux malade qui ne descend pas moins tout doucement, sans bruit , dans la tombe et s'en va tristement *ad patres*. Cependant le prêtre-docteur ne se reproche rien ; au contraire, il s'applaudit d'avoir prolongé une vie, une existence défaillante et nécessairement perdue : et ainsi l'erreur s'ajoute à l'erreur, les ténèbres s'épaississent de plus en plus, et des illusions funestes et déplorables sont nourries et fomentées par les choses mêmes qui devraient les dissiper.

» Je suis médecin par état, et quoique médecin , je ne suis point irréligieux ni incrédule. Grâce à Dieu, je suis chrétien et élevé dans la foi orthodoxe et catholique ; je ne suis point théologien ; je n'ai point lu saint Thomas, Sanchez, Suarez, Sylvius, etc. ; je ne connais rien à la théologie scolastique ; ma théologie, à moi, c'est la théologie du bon sens et de la raison, éclairée par les lumières de l'Évangile. Cette théologie m'apprend qu'ici-bas chacun doit remplir chrétiennement et conscien-

cieusement les devoirs de l'état où la divine Providence l'a placé ; que l'on doit bien se pénétrer de la
science de son état, et de la connaissance pratique
de ses devoirs ; s'y renfermer tout entier, sans s'in-
gérer d'autres affaires que l'on ne connaît point pertinemment, ni se mêler de l'état des autres que
l'on ignore, et pour lequel on n'a ni caractère ni
mission. Celui qui s'écarte de ces principes, sort
de l'ordre, s'égare, se fourvoie, se perd.

» Si moi, médecin, je me crois obligé de méditer
nuit et jour le cinquième commandement de Dieu,
non occides, vous ne tuerez point, croyez-vous
qu'un prêtre qui ignore l'art si difficile de la médecine puisse se dispenser de cette méditation, et
qu'il lui soit loisible et permis de tuer son prochain
par charité ?

» Ce prêtre donc peut être grandement coupable
devant Dieu. Sa bonne foi ne doit pas toujours
l'excuser. Il s'occupe d'une chose qui lui est illicite
et interdite, sans aucun principe de science, sans
connaissance de cause, sans avoir la conscience des
motifs de ses actes, et sans savoir en calculer ni la
portée ni les conséquences. Donc, il s'expose vo-
lontairement au danger plus ou moins prochain de
faire des homicides, et d'encourir par là les censures
ecclésiastiques, l'irrégularité, etc. Pourquoi un
simple prêtre veut-il en savoir plus que le grand
apôtre qui ne voulait posséder d'autre science que

celle de Jésus-Christ, et Jésus-Christ crucifié ? C'é-
tait là toute sa science et sa haute philosophie. Toute
la médecine corporelle qu'exerçait saint Paul, c'é-
tait d'accorder un peu de vin à son cher disciple
pour fortifier un estomac faible et délabré par de
grands travaux. Qu'un prêtre fasse donc la médecine avec cette sobriété et cette sagesse, et il ne
tuera jamais personne.

» Si Benoît XIV et plusieurs conciles interdi-
sent l'exercice de la médecine aux prêtres qui connaissent à fond l'art de guérir, quels anathèmes ne
doivent-ils pas lancer contre tout ecclésiastique assez téméraire pour oser pratiquer la médecine sans
la savoir ?

» Maintenant renversons la thèse, tournons la mé-
daille, supposons un médecin fort savant et fort
habile dans son art, parfaitement versé dans toutes
les sciences naturelles et physiques, enfin possédant
toutes les connaissances qui forment le vaste do-
maine de la médecine, et dont les principales ont
été ci-dessus énumérées. Je suppose que notre savant
docteur, mû par un grand zèle philantropique,
veut aussi à son tour étendre le théâtre de ses opé-
rations et de ses bonnes œuvres : il gémit sur la
profonde démoralisation des peuples, sur l'épouvantable corruption des mœurs, et il conçoit un
vaste projet de réforme ; il veut, sur un nouveau
plan philosophique, perfectionner le christianisme

et sa morale; il veut aller à la source du mal; il veut guérir les âmes et les blessures profondes du cœur humain. Cependant il est tout-à-fait étranger aux connaissances théologiques, à l'Écriture-Sainte, à la doctrine des saints Pères, ne possède aucune notion de dogme, n'a que des notions vagues, confuses, païennes, de la morale, des règles des mœurs; ignore les fondemens du christianisme, l'admirable code des lois et des maximes évangéliques, et, pour dire les choses simplement par leur nom, il ne connaît pas du tout son Catéchisme. C'est égal, c'est peu de chose que tout cela, ce sont des bagatelles. Sa haute position sociale, sa grande expérience des hommes et des choses, ses vastes connaissances, sa philantropie qui le porte à travailler pour rendre tous les hommes heureux comme lui, en voilà plus qu'il ne faut pour réaliser sa sublime utopie.

» Il veut donc commencer à traiter et à guérir les âmes dont il ne connaît ni la vie ni les maladies, et en a nié même souvent l'existence. Cependant il faut un fondement, une base, un guide quelconque. Notre profond moraliste prend donc, pour se conduire dans sa nouvelle carrière, un livre rempli d'erreurs et de funestes maximes; en un mot, un livre hérétique frappé de la réprobation universelle de l'Église. Mais pour guérir les âmes, il faut se mettre en rapport avec elles. Notre savant philantrope s'enveloppe donc de son manteau philosophique et se met à vouloir exercer le ministère de confesseur, et le voilà médecin des âmes. C'est un progrès, il est vrai, qu'on n'a point encore fait jusqu'à présent ; mais, attendez, il se fera peut-être bientôt dans notre heureux temps de régénération sociale et religieuse, dans notre beau siècle d'or, siècle de lumière et de haute civilisation.

» Aussitôt force jeunes gens accourent se confesser à notre dévot et indulgent médecin-missionnaire, font l'aveu de leurs petites faiblesses et misères, et commencent tous par le péché ordinaire, les incontinences secrètes et autres peccadilles de ce genre. Le pieux et grave confesseur les absout tous sans difficulté, et en *guérit* plusieurs, auxquels il adresse ces pathétiques paroles si pleines de douceur et d'onction : Malheureux, misérable, esclave d'une passion honteuse et brutale, tu creveras comme un chien, tu périras poitrinaire, pulmonique, pourri avant deux ans, si tu ne cesses au plus tôt cette détestable habitude. Quelques-uns, effrayés de cette menace de mort, renoncent à leur pratique criminelle, et les voilà physiquement et médicalement *guéris*. Cette espèce de guérison matérielle est toujours un bien sans doute ; mais la guérison morale est-elle opérée ? Nullement, le cœur n'est pas converti ; l'affection au péché subsiste entière ; et combien de péchés intérieurs en sont encore chaque jour la funeste suite. Notre docte confesseur, à des personnes dans des conditions tout opposées, conseillera des moyens à peu près contraires à ses premiers avis ; car il n'est pas très scrupuleux sur l'article ; tous les moyens lui sont bons pour arriver à sa fin, le soulagement matériel du corps ; il est conséquent, il suit matériellement ses principes. Il ignore qu'il n'est jamais permis de faire un mal moral pour qu'il en résulte un bien quelconque. Il agit donc aussi, comme son confrère, sans connaissance de cause, et sans avoir la conscience des motifs de ses actes ; comme lui, il guérit et tue, l'un les corps, et l'autre les âmes. Enfin une dernière réflexion se présente que voici : Pourquoi ce médecin a-t-il voulu imiter notre prêtre, et voulu être aussi plus sage qu'il ne fallait ? pourquoi a-t-il voulu en savoir plus que tous les grands médecins des siècles derniers, ses pères et ses maîtres en médecine, et qui étaient tous sincèrement et profondément religieux ? pourquoi s'érige-t-il en faux docteur et en moraliste épicurien pour semer dans le cœur des hommes des maximes funestes et subversives, non-seulement de la religion et de la morale, mais encore de l'ordre social tout entier ?

» Maintenant, pour conclure cette trop longue épître, je demanderai à un juge compétent, à un homme fort instruit en matière religieuse, à un docte et savant théologien, c'est-à-dire à notre prétre-médecin ce qu'il pense de notre docteur, quel jugement il portera sur la conduite de ce médecin-confesseur, et la réponse qu'il me donnera, je la lui appliquerai à lui-même (1) ».

(1) Tout prêtre devrait même s'abstenir de conseiller aux personnes atteintes de maladies aiguës les remèdes les plus simples et les plus inoffensifs, comme différentes tisanes plus ou moins rafraîchissantes ; ou du moins, s'ils le font, il ne faut pas que ce soit de manière à faire croire aux malades que ces petits remèdes innocens doivent suffire pour les guérir sans l'intervention des médecins ; mais qu'on ne les donne que comme provisoires , en attendant l'arrivée d'un homme de l'art. On conçoit en effet que, si l'on se contentait de prescrire ou de conseiller ces sortes de remèdes purement et simplement , sans s'expliquer sur leur valeur, il pourrait souvent en résulter de graves inconvéniens et même les plus grands dangers pour la vie des malades, et surtout ceux de la campagne qui souvent sont très contens de n'être pas obligés de faire venir un médecin d'assez loin quelquefois, et surtout enchantés par la pensée et l'espoir de peu ou de ne rien dépenser. Qu'en arrive-t-il ? On le devine facilement. Les malades se confient aveuglément en leur bénévole et charitable médecin, prennent avec confiance ses remèdes peu désagréables et surtout très-peu dispendieux, comptent sur leur efficacité comme sur leur récolte quand elle est dans les greniers ; en attendant, la fluxion de poitrine marche, la pleurésie fait des progrès, l'oppression de poitrine devient alarmante, sans respect pour les quatre fleurs, et en présence de la verveine et de l'avoine grillée... Et encore très heureux si quelque officieuse commère ne fait point avaler au malade haletant du vin chaud à la cannelle. Cependant, arrive le septième ou le huitième jour, tout est terriblement aggravé, l'oppression est à son comble, l'expectoration nulle, anxiété, agitation, léger délire, la face se décompose ; enfin, le médecin arrive, un peu tard, il est vrai ; il a de la besogne devant lui. Arrive encore un autre médecin, c'est M. le Curé pour

Le Curé. — J'approuve tellement cette lettre que je suis bien résolu de suivre exactement les conseils qu'elle donne : cela est plus grave que je ne croyais.

Montfort. — Chacun doit faire son état.

Le Comte. — A force de prières, je suis venu à bout de faire composer un petit traité des maladies chroniques de l'estomac par le profond praticien qui a fait cette lettre, et dont la grande modestie me défend d'articuler le nom. Ce traité, dégagé de tout système, est le fruit de vingt-deux années d'une pratique très étendue. Le tact exquis et la longue expérience de ce médecin précieux le placent, sans contredit, dans la catégorie des praticiens les plus distingués de France, surtout sous le rapport des maladies chroniques qui sont l'écueil de la médecine.

On voit dans cet opuscule l'exposé simple et

administrer les derniers sacremens. L'homme de l'art, de son côté, en murmurant, administre aussi les derniers médicamens, quelque potion expectorante, quelques vésicatoires, ce sont de purs *sine quibus* qui feront ce qu'ils pourront, c'est-à-dire, rien. Deux jours après, le malade ne souffre plus du tout ; il est entré dans l'éternel et immobile repos.

Gens imprudens et insoucians ! ne laissez donc pas échapper l'occasion opportune et favorable. L'occasion est fugitive comme une ombre ; c'est Hippocrate, le père de la médecine, qui l'a dit il y a deux mille ans : *occasio præceps*. Appelez donc le médecin au commencement de la maladie aussi bien qu'à la fin, et vous sauverez vos malades, et vous vous éviterez d'éternels et inutiles regrets.

consciencieux de sa méthode. Il a l'âme trop pure
et trop belle , sa conscience est trop délicate pour
avancer un seul mot dont il ne serait pas parfaitement sûr. Nous lirons cela ensemble demain , vous
pourrez en juger.

———

Craignant de réveiller de tristes et lugubres souvenirs , nous
nous sommes abstenus de citer le nom des personnes qui ont été
les malheureuses victimes de la méthode de M. Leroy. Si toutefois notre réserve paraissait suspecte à quelques-uns de nos lecteurs, nous les prions de nous en faire part ; nous leur fourni-
rons des pièces authentiques qui leur prouveront que tout ce
que nous avançons dans cet ouvrage est conforme à la stricte
vérité.

FIN DES ENTRETIENS.

CONSIDÉRATIONS

GÉNÉRALES

SUR LE DIAGNOSTIC

ET LE TRAITEMENT

DE LA GASTRITE CHRONIQUE

ET

DE QUELQUES AUTRES AFFECTIONS DE L'ESTOMAC QUE L'ON CONFOND SOUVENT AVEC LA PREMIÈRE,

Comme la gastro-atonie ou faiblesse de l'estomac, la gastralgie, la gastrodynie, le cancer commençant ou le squirre de l'estomac, l'embarras gastrique, etc.

Toutes ces diverses maladies de nature différente, et quelquefois même opposée, se présentant cependant sous des apparences assez semblables, revêtant à peu près la même forme extérieure et offrant des symptômes généraux et communs à toutes, l'on doit apporter une grande attention à les distinguer les unes des autres et à éviter de graves erreurs de diagnostic et de thérapeutique. C'est pourquoi un médecin peu familier avec la *Méthode analytique des Elémens*, peu exercé à cette partie si importante et si difficile de la médecine pratique, je veux dire l'investigation et le traitement des maladies chroniques, sera exposé à faire, en ce

20

point, bien des fautes, s'il ne suit exactement les règles et les principes qui seront exposés plus bas.

Aucune maladie ne parait aujourd'hui plus fréquente que ce qu'on appelle la *gastrite chronique*. Une foule de malades, en présence de leur médecin, n'accusent le plus souvent d'autre affection que la *gastrique*, comme ils disent. Tout le monde sait que cette grande multitude, ou plutôt cette fréquence apparente de gastrites chroniques provient, d'un côté, de l'extinction démesurée des principes de la médecine dite *physiologique*, et d'une autre part, de la préoccupation d'esprit, ou d'une grande prévention de certains médecins trop influencés par le système d'irritation universelle, et par conséquent dominés par des idées préconçues et trop exclusives.

Plusieurs de ces praticiens, en effet, ne voient le plus souvent dans tous les maux ou douleurs d'estomac que des irritations ou des gastrites chroniques. Une langue un peu rougeâtre, quelque degré de douleur ou de gêne épigastrique, un léger dérangement digestif, la perte ou la diminution de l'appétit, en voilà bien assez pour établir le diagnostic obligé et autoriser l'emploi légitime des antiphlogistiques, des boissons gommeuses et de la diète.

Dans le dessein d'éclaircir ce point de médecine pratique, nous allons jeter un coup d'œil sur la méthode que suit un médecin *ultra-physiologiste* dans le traitement des diverses affections chroniques annoncées par le titre de cet écrit. Après cela, nous présenterons un abrégé de l'histoire générale de chacune de ces maladies, en négligeant toutefois la partie étiologique, qui n'est point de notre objet.

Nous ferons voir en quels points et par quels symptômes ou par quelles phases chacune d'entre elles diffère de la gastrite chronique ; enfin, nous indiquerons un moyen de diagnostic que nous croyons très peu usité, et qui cependant, dans les cas les plus compliqués, lève presque toujours toutes les difficultés, dissipe les doutes, et préserve le plus souvent de toute erreur. Comme notre but est moins de tracer ici l'histoire générale de la gastrite chronique, et des autres affections qui lui ressemblent plus ou moins, que de présenter quelques réflexions propres à en faciliter le diagnostic, et d'établir des règles pour les distinguer sûrement les unes des autres, nous nous bornerons également, pour le traitement, à l'indiquer d'une manière générale comme sujet de thérapeutique suffisamment connu. Mais nous nous attacherons plus spécialement à montrer ce qui, sous ce rapport peut-être, n'est pas assez généralement connu, et ce qu'une longue et nombreuse pratique nous a appris. Nous termi- nerons ce petit travail par quelques mots sur l'heu-

reux emploi de l'opium dans la plupart des maladies douloureuses du tube digestif.

Un médecin, je suppose, du caractère ci-dessus
énoncé, très estimable d'ailleurs, se met à traiter
une de ces six maladies chroniques, la gastrite chronique, par exemple, offrant les symptômes suivans :
Langue rouge sur ses bords et à sa pointe, appétit
nul, soif, douleur épigastrique augmentant à la
pression, altération digestive notable, etc. Notre
médecin prescrit aussitôt sagement l'emploi des
anti-phlogistiques, application des sangsues à l'épigastre, boissons gommeuses et diète. Le lendemain
on constate un soulagement marqué, douleur moindre et bien-être général ; mais la douleur épigastrique persiste, quoiqu'à un moindre degré : on a
recours à une nouvelle application de sangsues qui
soulage encore, l'appétit revient, la digestion se
fait mieux, etc. Cependant la douleur à la région
de l'estomac se faisant toujours sentir, on croit devoir la dissiper absolument par plusieurs nouvelles
saignées locales et une diète sévère. Le malade, sous
l'influence de ce régime débilitant, pâlit, maigrit,
s'affaiblit ; le pouls devient petit et fréquent, la peau
s'échauffe légèrement ; bref, une petite fièvre lente
s'allume, l'appétit subsiste néanmoins ; mais la douleur épigastrique qui subsiste aussi, et la petite fièvre
lente qui s'y est trouvée jointe, arrêtent notre praticien et l'empêchent de rien changer à sa méthode

sévère et inflexible. Cependant le malade, soumis
à une diète si austère avec son grand appétit, s'ache-
mine vers le marasme, perd toutes ses forces; l'enflure aux pieds se fait remarquer tous les soirs, etc.
On n'ose plus employer les sangsues; mais on n'ose
pas davantage donner quelque aliment à ce pauvre
famélique, de peur de réveiller la gastrite et de la
rendre tout-à-fait aiguë, vu qu'il y a déjà de la fièvre;
il vaut mieux peut-être, en effet, qu'il meure de
faim que d'une gastrite aiguë, au grand scandale
de la médecine physiologique. Plus bas on verra ce
qu'il aurait fallu faire pour guérir promptement
cette gastrite chronique, et prévenir tous ces maux
et la mort probablement.

Un second malade se présente, atteint de la gastro-atonie, ou faiblesse d'estomac, caractérisée à
l'extérieur par un dérangement digestif, gêne, embarras, ou même quelque douleur à l'épigastre; et
comme, à ces symptômes, le médecin croit reconnaître une gastrite chronique, il l'attaque par les
sangsues, une diète plus ou moins sévère, ou au
moins une alimentation très légère, lactée et féculente, et force boissons gommeuses. Le résultat
immédiat de cette médication est un surcroît de faiblesse générale : cependant la gêne, la douleur épigastrique paraît un peu diminuée; on dira pourquoi, plus bas : ce léger soulagement, qui ne dure
que quelques heures, est insidieux et perfide, puis-

qu'il peut faire croire au médecin que la saignée
locale était bien indiquée, mais qu'elle n'a pas été
assez copieuse. Le lendemain donc on en fait une
plus forte, au préjudice du malade, dont la position est notablement aggravée, etc.

Après ce fait arrive un autre malade, atteint d'une
gastralgie, ou d'une gastrodynie. La douleur de
l'estomac est beaucoup plus forte, surtout dans la
gastralgie : diminution de l'appétit, dérangement
léger des fonctions digestives, etc. Cette fois au
moins on croit avoir affaire à une gastrite bien plus
intense et plus franche : aussi de nombreuses sangsues sont appliquées, et elles produisent aussitôt un
certain soulagement en conséquence de ce principe : toute douleur, de quelque nature qu'elle soit,
ou phlegmasique, ou nerveuse, ou rhumatismale,
ou organique, ou *atonique* même, est ordinairement plus ou moins diminuée par la déplétion et
la détente locale que produit une application de
sangsues, avec cette différence, que les douleurs
inflammatoires seules subissent une diminution
plus notable et plus durable, puisqu'elles sont
combattues par des moyens directs et compétens,
c'est-à-dire la saignée. Le malade est donc soulagé ;
mais malheureusement ce soulagement n'a été qu'apparent et momentané, et le lendemain la douleur
était aussi forte qu'avant la saignée. Le médecin,
pour en finir avec cette prétendue gastrite chronique

intense, revient encore à plusieurs applications de sangsues , et prescrit une diète sévère. Le déploiement de tout cet appareil anti-phlogistique ne sert qu'à jeter le malade dans une grande faiblesse, sans d'ailleurs apporter aucun soulagement à ses maux , etc.

Voici maintenant un malade atteint du cancer commençant , ou du squirre de l'estomac, ou du pylore ; on ressent une pesanteur habituelle , douleur sourde et profonde, surtout à jeun , dans la région épigastrique. Cette douleur devient de temps en temps plus ou moins vive , flatuosités très fréquentes, aigreurs , légers vomissemens de matières aqueuses ou filantes , visqueuses, glaireuses, aigres ou insipides , surtout le matin à jeun , constipation, etc. Le traitement anti-phlogistique, opposé à cette prétendue gastrite chronique, a produit à peu près le même effet que dans la gastro-atonie ; les saignées locales ont beaucoup affaibli le malade, etc.

Enfin se présente un dernier malade attaqué d'un embarras gastrique , qui offre les symptômes suivans : Perte de l'appétit, bouche amère, enduit jaunâtre de la langue, nausées, efforts de vomissemens et vomissemens de matières jaunâtres ou verdâtres, sensibilité de l'épigastre à la pression , céphalalgie susorbitaire, etc. Le traitement anti-phlogistique , les sangsues à l'épigastre , produisent un peu de soulagement , une certaine détente locale momen-

tanée ; une nouvelle application de sangsues repro-
duit le même effet, mais ne change rien au reste :
l'appétit ne revient pas, la bouche reste amère et
s'empâte par les boissons gommeuses ; ces breuvages insipides augmentent l'envie de vomir, etc.
Voilà donc encore un malade manqué, et non guéri,
à ajouter aux cinq autres victimes de l'impéritie et
de l'esprit du système.

Il résulte de ce court exposé que, dans six cas
de nature différente, on s'est trompé cinq fois sur
le diagnostic, parce qu'on a eu le tort grave de les
confondre toutes, et de n'y voir que des nuances de
gastrites chroniques. On peut même ajouter que
l'on s'est trompé six fois, puisque, tout en ne mé-
connaissant pas la vraie gastrite chronique, on s'est
étrangement mépris sur son véritable traitement,
ou du moins on lui a donné une extension illimitée
et funeste.

Si toutes ces maladies étaient des gastrites chroniques, le traitement approprié à cette dernière
affection aurait dû, quant au fond et tout égal d'ailleurs, produire primitivement le même résultat
dans toutes (1). Or, le contraire est arrivé : les premiers effets ont été différens lorsque les maladies
étaient seulement différentes, et opposés lorsqu'el-

(1) Le traitement anti-phlogistique ultraphysiologiquement administré produit en effet toujours le même résultat final, c'est-à-
dire une extrême faiblesse et un épuisement général.

(313)

les étaient de nature contraire. Donc, toutes étaient
différentes, et par conséquent il fallait faire subir
au traitement autant de modifications diverses. De
là donc la nécessité de distinguer avec le plus grand
soin toutes ces maladies, et de leur assigner à chacune leurs caractères propres et spécifiques de manière à faire éviter toute erreur de diagnostic, et
par conséquent de thérapeutique.

Nous allons donc maintenant brièvement exposer
l'histoire générale et le traitement de ces diverses
maladies en insistant particulièrement sur les caractères différentiels et les circonstances les plus propres à les faire sûrement distinguer les unes des
autres.

Principaux symptômes de la gastrite chronique.

Douleur légère à l'épigastre, plutôt incommode
que vive, quelquefois pourtant assez intense, augmentant ordinairement par la pression ou un sentiment d'une sorte de constriction pénible, d'une
gène ou d'une barre immobile à la base de la poitrine, ou située profondément dans l'épigastre;
sensation de chaleur dans l'estomac, inappétence,
dégoût, digestions lentes, difficiles et plus ou moins
pénibles et même douloureuses; nausées, régur-
gitations de gaz ou de liquides glaireux, quelquefois vomissemens de matières alimentaires peu de

temps après le repas; constipation; la langue est ordinairement un peu rouge , surtout à ses bords et
vers sa pointe ; souvent aussi elle est blanchâtre et
muqueuse, et n'offre rien de particulier. Ce n'est
qu'à une époque très avancée, et dans les cas graves
qu'une petite fièvre lente s'allume et redouble le
soir. Voilà les principaux symptômes auxquels on
pourra reconnaître la gastrite chronique. Il est de
plus un moyen de diagnostic excellent et précieux :
C'est la connaissance de l'impression ou de l'effet
que produit sur l'estomac le genre d'alimentation
employé. Ainsi, si l'alimentation féculente et lactée,
dans le cas dont il s'agit, est bien tolérée ou du moins
est mieux supportée, cause moins de gêne et de dérangement digestif que le régime purement animal, même le simple bouillon gras, ce sera pour
vous un puissant motif de croire à l'existence de la
gastrite ou de l'élément phlogistique. C'est là une
espèce de pierre de touche au moyen de laquelle on
pourra distinguer toutes les affections irritables
d'avec celles qui sont purement atoniques ou nerveuses, comme on le verra plus bas. Ce signe con-
firme ou infirme le diagnostic de la gastrite ; il doit
toujours avoir une grande valeur dans l'apprécia-
tion générale des symptômes, et s'il ne fait pas
toujours connaître avec une entière certitude la nature et le génie particulier de la maladie, il doit au
moins exercer une très grande influence sur la dé-

termination des praticiens, et fixer, dans les cas dou-
teux, une pénible irrésolution. Ce sera en effet en dernier lieu, à cette source que l'homme de l'art pui-
sera les motifs et les élémens de sa conviction ou de sa
conscience médicale, pour arrêter et établir les bases
d'un traitement rationnel et sûr. Ainsi, si au groupe
de symptômes ci-dessus exposé ou seulement à
quelques-uns d'entre eux se joint la circonstance de
la bénignité ou de la douceur d'effet de l'alimentation farineuse et lactée (à l'état de combinaison
ordinaire), ce sera une très forte présomp-
tion pour la présence de la gastrite, de l'irritation
ou de l'élément phlogistique. Si cette circonstance
manque, et qu'au contraire le régime gras léger
paraisse produire un meilleur effet, on sera assuré
qu'il existe avec les symptômes de gastrite un élément atonique : on sent combien cette circonstance doit influer sur la nature du traitement. C'est
par là que l'on se rend compte des mauvais effets
qu'a produits quelquefois l'emploi des anti-phlogistiques et des succès de quelques toniques doux, dans
le traitement de la gastrite chronique. Enfin, en
deux mots, je le répète, si dans l'espèce, l'alimentation féculente et lactée est mieux supportée que le
régime gras, il y a très probablement gastrite, et
dans le cas contraire, gastro-atonie, ou du moins un
élément atonique dominant, co-existant avec des
symptômes de gastrite. On pressent déjà sans doute

combien ce principe sera fécond en applications thérapeutiques, et en effet il nous conduit à établir naturellement le corollaire suivant : En général, si dans les maladies chroniques de l'estomac l'alimentation féculente et lactée est bien supportée, ou trouble sensiblement moins les fonctions digestives que les substances animales, c'est un signe qui indique le besoin des médications anti-phlogistiques et calmantes ; si au contraire le régime gras produit un meilleur effet, c'est une marque que les toniques sont indiqués.

Traitement de la gastrite chronique en général.

Si l'état et les forces du malade le permettent, on commence par les anti-phlogistiques, les saignées locales, les sangsues appliquées une ou plusieurs fois à l'épigastre, suivant l'intensité de la maladie, la ténacité ou la résistance des élémens phlogistiques, et les forces ou l'état général du malade ; on administre en même temps des boissons gommeuses ou acidulées, topiques émolliens sur la région épigastrique ; on prescrit une alimentation féculente et lactée très légère d'abord, et toujours proportionnée aux forces digestives actuelles. Voilà à peu près le traitement qui est ordinairement employé, sauf la diète qui est généralement plus sévère. Si souvent à l'aide de cette méthode anti-

phlogistique , on guérit la gastrite chronique, il est
une foule de cas aussi où elle est insuffisante. En
effet, il arrive souvent que la douleur épigastrique
résiste et ne cède pas aux diverses saignées locales
et à la diète ; et malheur alors au médecin qui s'obs-
tine à vouloir la combattre par les mêmes moyens
et qui ne fait pas subir à son traitement les modifications opportunes commandées par les complica-
tions et les divers élémens morbides. Nous avons vu
plus haut les funestes effets d'un traitement anti-
phlogistique raide, inflexible et d'une rigueur excessives. Que fallait-il donc faire pour dissiper la
douleur qui a résisté à l'application de tant de sangsues ? Rien autre chose que de se rappeler les principes et les règles ci-dessus établies ; faire usage de
la recette de la méthode analytique des élémens,
en y faisant entrer quelques grains de logique, c'est-
à-dire, considérer cette douleur comme un élément
nerveux, et l'attaquer en conséquence par quelque
légère préparation opiacée dans une potion gom-
meuse. L'opium cependant est moins efficace dans
la gastrite chronique que dans les inflammations
intestinales et surtout la dysenterie. C'est pourquoi
il ne faut pas trop insister sur ce moyen , si la douleur ne lui cède pas dès les premiers jours : dans
ce cas on pourra appliquer un vésicatoire au creux
de l'estomac. Si cette douleur ne se dissipe ni par les
calmants ni par le vésicatoire, on la regardera

comme l'expression de l'élément atonique, et on reconnaîtra cet élément par le moyen de l'alimentation explorative dont il est parlé plus haut. Cet élément constate, ou modifie le régime, on passe un peu de gras, et aux calmans on ajoute quelque légère préparation de rhubarbe à titre de stomachique et de doux laxatif, ou de quelqu'autre poudre tonique très douce, comme celle de colombo, etc. Voilà le cas où on a pu traiter avec avantage des gastrites chroniques avec des calmans unis aux légers toniques et laxatifs; il ne faut donc pas se laisser séduire par une douleur insidieuse ou un élément phlogistique apparent. Si notre médecin, dans sa première observation (gastrite chronique), avait suivi cette marche, il eût probablement guéri son malade; il fallait surtout ne pas lui refuser les alimens que réclamait impérieusement un besoin digestif réel. Il y a plus, et qu'on ne se scandalise pas d'une pareille hardiesse, il fallait combattre la petite fièvre lente par des alimens et un régime analeptique approprié à la nature de la maladie, au besoin et à la faculté digestive, et peut-être par des toniques très doux, de l'eau rougie ou infusion amère fort légère, etc. Qu'on n'oublie donc pas ce principe de haute thérapeutique que la doctrine d'*irritation* a presque entièrement effacé de la mémoire de beaucoup de médecins, savoir qu'il est certaines fièvres lentes, suite de quelques maladies

aiguës ; qu'il est de plus certaines autres fièvres
lentes hectiques, essentielles, et n'allez pas en
révoquer en doute l'existence, puisque M. Broussais lui-même, après Truke, l'a prouvé il y a
trente quatre ans (Recherches sur les fièvres hectiques en 1803), *quantùm mutatus ab illo !* il est
de ces sortes de fièvres, dis-je, qui ne guérissent
absolument que par les alimens, une nourriture
douce et légère, pourvu que le malade ait appétit
et digére à peu prés tout ce qu'il prend.

Il est encore plusieurs autres moyens légèrement
excitans ou laxatifs que l'on peut employer selon
le besoin pour combattre les vomissemens ou la
constipation, comme les eaux gazeuses acidules,
les eaux de Seltz ou de Spa coupées d'abord avec
quelque décoction mucilagineuse, l'eau de Sedlitz
qui est légèrement laxative, quelque bière légère,
etc. ; mais comme tous ces moyens sont connus de
tout le monde, je ne m'y arrête pas et je passe à la
gastro-atonie.

DE LA GASTRO-ATONIE.

La gastro-atonie est le défaut de ton, la débilité
ou la faiblesse de l'estomac; cette maladie est très
fréquente, surtout chez les femmes, dans les affections leucorrhéïques, chlorotiques, anémiques, etc.
On la considère ici comme idiopathique ou indé-

pendante de toute autre lésion, soit organique, soit fonctionnelle. Voici ses principaux symptômes: dyspepsie ou gêne, embarras, lenteur, difficulté digestive, flatulence, quelquefois nausées, vomituritions ou même vomissemens, gonflement épigastrique après les repas; sentiment de faiblesse, de besoin, de malaise, de tiraillement, de douleur d'estomac, augmentant quelquefois par la pression; constipation ; l'appétit est très variable, capricieux, quelquefois nul; langue blanchâtre, goût plus ou moins dépravé sans être cependant ni amer ni pâteux, comme dans les embarras gastrique et intestinal ; faiblesse générale, figure et lèvres pâles, fibre molle et lâche, tendance à la bouffissure, amaigrissement très léger et presqu'insensible quoique réel, quelques symptômes vagues d'hypo-chondrie, succeptibilité du système nerveux, morosité du caractère, etc.

Une remarque importante à faire, c'est qu'il existe un trouble constant dans les fonctions digestives; surtout lorsque le malade fait usage de farineux et de laitage ou de certains légumes; mais un régime contraire, tonique et restaurant, composé de substances animales, bouillons gras, viandes rôties, quelque vin généreux, est infiniment mieux supporté ; circonstance très significative et qui exclut tout élément phlogistique.

De ce qui précède, il résulte qu'un élément ato-

nique peut exister avec quelque degré de douleur;
cette douleur, qu'on peut appeler atonique, ne se
dissipe que par les toniques seuls, et d'ailleurs ne
voit-on pas tous les jours à l'extérieur certains
ulcères atoniques plus ou moins douloureux que
les émolliens seuls ne guérissent pas, et qui ne cé-
dent souvent qu'aux excitans, comme l'eau de chaux,
le chlorure de chaux, l'eau phagédénique, etc.,
de même que certaines ulcérations aphtheuses que
l'on ne guérit encore que par des stimulans, comme
l'eau hydrochlorique ou une forte solution de
chlorure de chaux ou de soude? Et ce tiraillement
pénible et plus ou moins douloureux dans les leu-
corrhées, n'appartient-il pas essentiellement à l'é-
lément atonique? Aussi ni les opiacés ni les anti-
phlogistiques ne le guérissent, mais les toniques
seuls.

On a dû remarquer que la gastro-atonie offre
plusieurs symptômes qui lui sont communs avec
la gastrite chronique. C'est surtout le trouble plus
ou moins grand des fonctions digestives, la gêne,
l'embarras, la lenteur, la difficulté digestive ou la
dyspepsie; et si à ces symptômes se joint encore
une douleur épigastrique, augmentant plus ou
moins à la pression, j'avoue qu'alors le diagnostic
offre de très grandes difficultés, et il serait souvent
presque impossible d'éviter l'erreur si l'on n'avait
recours au moyen dont on a parlé ci-dessus, c'est-

à-dire l'alimentation explorative. Ainsi, si le régime animal, le bouillon gras, le vin , etc., est bien
supporté et subit l'élaboration digestive sans trouble notable, et qu'au contraire les laitages et les
farineux ne passent point, vous avez acquis la certitude de l'existence de la gastro-atonie. Mais,
dira-t-on peut-être, si le contraire arrivait, il faudrait donc en conclure qu'il y a gastrite ? Non;
mais qu'il y a seulement combinaison ou complication de l'élément atonique avec l'élément phlogistique, ou qu'à la gastro-atonie s'est jointe une
gastrite chronique, parce que la somme des symptômes de la gastro-atonie, qui a eu l'initiative,
l'emporte sur la somme des symptômes de la gastrite qui n'est que secondaire.

Traitement de la gastro-atonie.

Si la faiblesse d'estomac est légère et récente, il
suffit souvent, pour la guérir promptement, de
changer le régime et de le rendre plus tonique et
d'user d'un peu de vin généreux, ou de quelque infusion amère, ou de vin amer, si l'appétit manquait.
Si la gastro-atonie est l'effet d'un traitement trop
débilitant et d'une trop longue abstinence, on emploiera le traitement contraire, c'est-à-dire un régime restaurant composé de bouillons gras, viandes
rôties, d'abord légères, comme veau, poulet, etc.,

et plus tard, selon les forces digestives et le besoin, des viandes plus fortes, plus animalisées et plus toniques, comme bœuf, mouton, etc. C'est ainsi que nous avons traité quelquefois et guéri en fort peu de temps plusieurs malades, soi-disant atteints de la gastrite chronique, que les sangsues, l'abstinence de toute substance animale, larges boissons gommeuses avaient jeté dans la langueur et la faiblesse ; il a suffi, pour les guérir, de prescrire un régime contraire et de remplacer ces breuvages débilitans par quelques vins généreux, sans avoir recours à aucune espèce de moyen pharmaceutique.

Dans les cas plus ordinaires, on administrera, avec le plus grand avantage, des ferrugineux, des amers, des toniques légèrement laxatifs sous forme pilulaire, comme le sous-carbonate de fer, la poudre de gentiane, de quinquina, l'aloès, etc., à dose très variable, mais toujours faible au commencement. Dans la gastro-atonie leucorrhéïque on insistera davantage sur les ferrugineux auxquels on ajoute la poudre de quinquina, de cachou, d'aunée et l'aloès; on pourrait citer, s'il était nécessaire, des faits sans nombre pour justifier cette pratique. On emploiera également à plus haute dose le carbonate de fer dans la gastro-atonie chlorotique et en général dans toutes les affections anémiques ; on aura soin de donner en même temps quelque vin amer stomachique, comme celui d'absinthe,

21.

d'aunée, de quinquina, etc. Dans certaines faiblesses d'estomac, récentes, on se borne à l'usage de ces vins toniques avec un peu de poudre de rhubarbe ou de l'eau de Seltz. Dans une variété de la gastro-atonie, caractérisée par des vomissemens atoniques ou nerveux, il est un moyen qui manque rarement son effet, c'est la poudre de colombo, de demi-gros à un gros par jour en plusieurs prises ; je ne connais pas de remède qui arrête plus constamment et plus promptement ces sortes de vomissemens. S'il existe en même temps quelque douleur un peu vive, non phlegmasique ni organique, mais nerveuse, on ajoute au colombo quelque préparation opiacée. En général, dans toutes les atonies de l'estomac, il faut proscrire les tisanes et les boissons aqueuses, à moins que ce ne soit dans certain cas où les vins médicinaux ne passent point bien, ou quelque eau minérale ferrugineuse. Principe général : pour les maladies chroniques, apyrétiques, médicamens secs; et pour les affections aiguës, médicamens liquides. S'il existe à la fois plusieurs élémens, comme l'élément atonique, le phlogistique, le nerveux, etc., on fera la distinction au moyen de la méthode ci-dessus indiquée et l'on commencera toujours par détruire l'élément phlogistique le premier, afin de pouvoir après combattre les autres par des moyens appropriés, les toniques, les calmans, etc.

GASTRALGIE ET GASTRODYNIE.

La gastralgie est une douleur nerveuse de l'estomac, comme l'entralgie exprime les coliques ou
les douleurs nerveuses de l'intestin. La gastrodynie
est une douleur de l'estomac simplement rhumatismale, qui prend le nom d'entrodynie quand le
principe rhumatismal est fixé sur les intestins. Cette
dernière terminaison marque toujours l'élément
rhumatismal comme le mot pleurodynie, etc. L'autre terminaison exprime l'état nerveux comme
otalgie, etc. On sait, il est vrai, que le mot οδύνη
signifie douleur aussi bien que le mot αλγος. Cependant, il vaut mieux employer le premier pour
exprimer l'élément rhumatismal, et l'autre pour les
douleurs nerveuses. C'est donc à tort que plusieurs
auteurs confondent ces dénominations, et portent
confusion dans le langage. Pour l'inflammation,
nous avons le mot en *ite* comme gastrite, hépatite, etc.

Nous ne parlerons point ici de la crampe nerveuse de l'estomac, maladie aiguë qu'il est impossible de confondre avec la gastrite chronique. C'est
donc une gastralgie ou une gastrodynie aiguë et
violente qui cède aux calmans, à l'intérieur et à
l'extérieur, à très haute dose ; aux vésicatoires, à
l'épigastre, ou à l'oxide ou sous-nitrate de bismuth

(Mag. de bismuth), si les calmans ordinaires sont sans effet. Nous ne parlerons point non plus de la cardialgie qui n'est ordinairement qu'un symptôme d'une autre maladie.

Dans la gastralgie et dans la gastrodynie, la douleur est en général plus vive que dans la gastrite chronique, et elle n'augmente point ordinairement par la pression comme dans celle-ci ; point de sentiment de chaleur à l'estomac, l'appétit subsiste assez communément, quelquefois cependant il est diminué ; point de dégoût ; le dérangement digestif est peu considérable, à moins que la douleur ne soit excessive ; le régime gras, la viande, le vin, ou le régime contraire, lacté et féculent, n'incommode point, tout passe également bien. Du reste, rien n'indique la présence d'un élément phlogistique, point de rougeur à la langue, ni chaleur cutanée, ni fréquence du pouls, etc.

Ce qui fait distinguer la gastrodynie de la gastralgie, c'est la circonstance de la rétrocession ou le transport d'un principe rhumatismal sur l'estomac, ou de douleurs rhumatismales antécédentes ou concomitantes, etc.

Dans le traitement de ces deux affections, les saignées ni générales ni locales ne sont nullement nécessaires, à moins qu'il n'y ait un élément pléthorique ou phlegmasique, c'est-à-dire complication de pléthore ou de gastrite ; et cette dernière affection ne peut être sûrement reconnue que dans le cas où la gastrite est survenue en dernier lieu ; alors il y a divers symptômes de gastrite chronique, la douleur augmente par la pression , etc. L'alimentation féculente et lactée est seule supportée ou tolérée. On commence toujours par détruire l'élément phlogistique. La gastralgie simple se traite essentiellement par les calmans généraux , les bains, les moyens adoucissans ; mais spécialement par les préparations opiacées à l'intérieur et à l'extérieur, et à haute dose s'il est nécessaire. Si ces calmans ne réussissent pas, on a recours à un autre genre de sédatif, comme les antispasmodiques, les stimulans diffusibles, l'éther, la liqueur d'Hoffmann, le camphre, le musc, etc., ou quelques toniques puissans , comme les amers, les diverses préparations de quinquina , la gentiane, etc. , après s'être bien assuré toutefois qu'il n'existe point d'élément phlegmasique. Si ces moyens sont encore insuffisans, on pourra encore employer les révulsifs ou les dérivatifs placés aux membres ou sur les tégumens même de l'estomac, comme un large vésicatoire à la région épigastrique, enfin un autre agent thérapeutique d'une grande puissance , et dont on retire souvent les plus grands avantages lorsque les calmans ordinaires sont sans effet, c'est le sous-nitrate de bismuth (Magister de bismuth). On commence par six grains le premier jour, moitié matin et soir, et on en augmente progressivement la dose jusqu'à un scrupule en trois ou quatre fois.

Pour la gastrodynie, on la traite à peu près de la même manière. Cependant, on insistera davantage sur les révulsifs, que l'on pourra employer dès le principe. Si l'on ne réussit pas à rappeler le rhumatisme à son siége primitif, on appliquera un large vésicatoire à la région de l'estomac. Du reste, s'il est nécessaire, on donne les calmans, les opiacés, etc., comme ci-dessus, à moins toutefois qu'il n'y ait métastase goutteuse.

Quant à la cardialgie idiopathique, elle est caractérisée par un sentiment d'anxiété et de resserrement douloureux dans l'épigastre, vers le cardia ; défaillance ou au moins tendance à la défaillance. Elle diffère de la gastralgie et de la gastrodynie en ce qu'en ces dernières il n'y a point de menace de lipothymie. On la traite comme la gastralgie.

CANCER COMMENÇANT , OU SQUIRRE DE L'ESTOMAC.

Symptômes principaux.

Gêne, pesanteur presque habituelle, ou douleur sourde et profonde dans la région de l'estomac, qui se fait sentir à jeûn, mais plus particulièrement après les repas ; aigreurs persistantes, flatuosités très fréquentes et grande quantité de gaz, tantôt inodore et tantôt fétide ; de temps en temps, les douleurs de la région épigastrique augmentent et peu à peu deviennent continues ; il y a constipation ; les selles deviennent de plus en plus rares : ce qui commence déjà à caractériser davantage l'affection squirreuse ; légers vomissemens , assez rares d'abord, de matières aqueuses, filantes, visqueuses ou glaireuses, aigres ou insipides, et surtout le matin à jeûn ; dans la suite, quelques gorgées d'alimens sont rejetées après les repas. Voilà les principaux symptômes du squirre, ou du cancer commençant de l'estomac. A une époque plus avancée, tous ces symptômes augmentent, les douleurs sont beaucoup plus fortes ; les vomissemens deviennent plus fréquens, sont couleur de lie de vin ou de chocolat, de café ou de suie détrempée ; en palpant, on découvre assez ordinairement dans la région épigastrique une tumeur dense, plus ou moins volumineuse ; la figure est jaunâtre et offre le teint cancéreux. Nous n'insisterons pas davantage sur les symptômes de la dernière période du cancer, parce que cet état ne peut pas être confondu avec la gastrite chronique.

Il est très facile de confondre le squirre commençant de l'estomac avec la gastrite chronique, et la méprise est très excusable. L'alimentation explorative n'apprend rien ici ; les laitages et les farineux sont , comme dans la gastrite chronique, mieux supportés que le régime gras : heureusement les mêmes remèdes conviennent dans la plupart des cas pour le traitement des deux maladies, excepté cependant les saignées, que l'on ne doit employer dans le squirre que lorsqu'il existe un élément pléthorique. Voici cependant quelques réflexions qui pourront aider à distinguer ces deux affections.

L'état général, la forme extérieure des symptômes, la nature des douleurs et de la constipation, l'abondance des vents, les vomituritions glaireuses, tout cela doit faire incliner pour le squirre, surtout quand on considère la nullité d'effet, ou plutôt le mauvais résultat des anti-phlogistiques ou des saignées locales dans cette dernière affection ; tandis que dans la gastrite chronique, les médications anti-phlogistiques modérées procurent un soulagement positif et durable, et guérissent ordinairement. La gastrite chronique existe à tout âge ; le squirre jamais avant vingt-cinq ans, et très rarement avant trente ans. S'il existe des vomissemens et qu'ils aient débuté tout-à-coup, si le malade, quoique très amaigri, n'a point encore la figure jaunâtre, on a tout lieu de croire que la maladie n'est qu'une gastrite chronique.

Le traitement est purement palliatif, au moins quand la maladie est bien caractérisée : on prescrit un régime très adoucissant, les diètes blanches, les laitages et les farineux légers, les mucilagineux sucrés, les végétaux et toutes les substances alimentaires que l'estomac supporte le mieux. Au reste, le traitement est à peu près, sous ce rapport, celui de la gastrite chronique, hors les saignées ; or, les sangsues à l'épigastre ou à l'anus ne conviendraient que dans le cas où il y aurait beaucoup de douleur ou un élément pléthorique.

C'est particulièrement dans cette maladie qu'on donne à haute dose les calmans et les stupéfians, comme les opiacés, l'extrait de jusquiame, de ciguë, etc., mais spécialement les diverses préparations d'opium, les eaux de Seltz, de Vichy, la bière ou petite-bière, au lieu de vin, pendant les repas ; le traitement doit, en général, subir beaucoup de modifications, suivant l'intensité de la maladie, la prédominance des symptômes ou les dispositions particulières du malade.

Si les douleurs étaient fort vives et que les calmans ordinaires, l'opium à haute dose ou la jusquiame, ne produisissent point un soulagement notable, on pourrait y joindre l'extrait de ciguë, non comme fondant, mais comme sédatif spécial ou stupéfiant, dans le but de changer d'une manière quelconque, directement ou indirectement, le mode de sensibilité ou de vitalité de l'estomac, ou plutôt d'en diminuer l'innervation, et d'essayer par-là à rendre stationnaire le travail organique du squirre.

EMBARRAS GASTRIQUE.

Symptômes principaux et ordinaires.

Diminution notable ou fuite de l'appétit, digestions laborieuses ; bouche amère, enduit jaunâtre
de la langue, quelquefois cependant blanchâtre ;
nausées, efforts de vomissemens, et vomissemens
de matières jaunâtres ou verdâtres; halcine bilieuse,
gêne, embarras, ou même sensibilité de l'épigastre
à la pression; céphalalgie sus-orbitaire; pesanteur
générale, ou douleurs contusives dans les membres, etc.

On pourrait confondre assez facilement l'embarras gastrique avec la gastrite chronique ; cependant
on évitera l'erreur quand on se rappellera que l'enduit jaunâtre de la langue, l'amertume de la bouche, les vomissemens de matières amères, jaunâtres
ou verdâtres, qui procurent du soulagement, le
caractère particulier, *sui generis* de l'halcine, les
symptômes sympathiques, la céphalalgie sus-orbitaire, une teinte légèrement jaunâtre de la figure
et des yeux, le malaise général, les douleurs contusives des membres ne s'observent point, en général, dans la gastrite chronique. Ajoutez à cela
que les toniques et les excitans, de même que l'u-
sage des substances animales, ne causent point d'irritation à l'estomac, et que, d'un autre côté, l'ali-

mentation féculente et lactée n'apporte point de soulagement comme dans la gastrite chronique.

Si maintenant on voulait nier l'existence de l'embarras gastrique, et qu'on le regardât comme une légère gastrite, il faudrait aussi, dans ce cas, rejeter l'embarras intestinal et n'y voir qu'une entérite. Cette manière d'envisager ces affections conduirait directement à la négation de l'altération des fluides gastro-intestinaux, et par conséquent tendrait à faire proscrire toute la classe des purgatifs ou des médicamens évacuans; voyez à quelle conséquence cela mène !

Traitement de l'embarras gastrique.

Si l'affection est légère, il suffit, pour la dissiper promptement, de la diète ou d'un régime végétal, de quelques boissons délayantes, acidules, rafraîchissantes, ou légèrement amères et laxatives. Dans les cas plus graves, on pourra provoquer les vomissemens par le tartre stibié ou l'ipécacuanha, pourvu, toutefois, qu'il n'y ait pas trop de douleur à l'épigastre; car si celle-ci est un peu vive et augmente à la pression, il est plus sûr de commencer par une application de sangsues à la région de l'estomac, et s'en tenir aux boissons délayantes, acidules, aux bouillons d'herbes, avec la diète.

Toutes les fois qu'il y a pléthore générale ou lo-

cale, il est indispensable de saigner, ou généralement, ou localement, avant d'employer aucune
espèce d'évacuans : on se garderait bien d'administrer le plus léger vomitif, s'il existait un élément
phlogistique ou quelques symptômes de gastrite,
comme douleur vive à l'épigastre, augmentant à
la pression, sentiment de chaleur interne, soif,
langue rougeâtre, peau chaude ; on a recours alors
aux anti-phlogistiques. Voyez ci-dessus le traitement
de la gastrite chronique ; je me borne à indiquer
ici le traitement de l'embarras gastrique ; il n'est
pas de mon objet d'entrer dans tous les détails
pratiques dont cette matière est susceptible.

Au moment où j'écris ceci, il me vient un fait
intéressant que, malgré ma résolution de ne point
grossir ce petit opuscule par des observations particulières, je ne puis passer sous silence.

Le 22 avril 1837, un mémoire à consulter me
fut adressé par M. le docteur J... de B..., médecin
fort instruit et, ce qui est plus rare et plus excellent encore, habile et sage praticien ! Voici le fait :

« Mademoiselle J. D..., âgée de vingt-trois ans,
» tempérament lymphatique et nerveux, depuis
» longues années a été d'une mauvaise santé, expo-
» sée aux fréquens, longs et presque continuels ca-
» tarrhes, aux dévoiemens chroniques, aux mau-
» vaises digestions, aux vomissemens après ses

» repas ; la menstruation s'est opérée tardivement,
» difficilement, n'a jamais été régulière, s'est sup-
» primée souvent; la leucorrhée a été fréquente ;
» vie très régulière, jamais d'excès; mœurs douces,
» régulières, très ascétiques (menstruation sup-
» primée depuis huit à dix mois).

» Après deux années de troubles de plus en plus
» prononcés dans la digestion, de fatiguans dévoie-
» mens, d'expuitions catarrhales de plus en plus
» abondantes, l'automne dernier, en septembre,
» crachement de sang noir, véritable hématémèse;
» de plus, vomissemens de glaires en abondance et
» de tous les alimens ingérés, quelle qu'en fût la
» nature ; douleurs abdominales ; selles rares, mais
» noires, évidemment composées de sang, entou-
» rées de glaires; amaigrissement considérable ; py-
» rexies fréquentes dans ce temps, mais faibles,
» s'arrêtant quelquefois pendant quelques jours ou
» quelques semaines.

» Tous ces symptômes ont continué pendant plu-
» sieurs mois avec une désolante persistance, mal-
» gré un traitement anti-phlogistique suivi, et con-
» consistant en diète ou alimentation très ténue,
» plusieurs applications de sangsues à l'épigastre,
» ou sur l'abdomen, ou à l'anus; bains de siége,
» fomentations émollientes, lavemens émolliens,
» boissons douces ou acidules.

» Plus tard, même insuccès par les narcotiques,

» les dérivatifs légers, consistant en bains synapisés,
» applications de thériaque , ou de poix de Bour-
» gogne ou autre , sur l'abdomen.

» Depuis trois mois la maladie s'est modifiée :
» la pyrexie est presque nulle ; l'hématémèse gas-
» trique ou *intestinale* a diminué, mais non cessé;
» elle revient presque tous les jours; mais la mo-
» dification porte principalement sur les vomisse-
» mens très abondans , quotidiens, durant ordinai-
» rement les deux premiers tiers de la journée,
» consistant en matières glaireuses, bilieuses , jau-
» nes , vertes, amères, fades, aigres. La nutri-
» tion reste impossible : un peu de lait d'ânesse, pris
» le matin , est rendu caillé ; le bouillon est vomi;
» le soir, un peu de lait ou de bouillon est conservé,
» et probablement digéré. Malgré cette maladie
» grave, et de sept mois, la malade se lève le soir
» et marche dans la maison.

» Dernièrement, après une longue suspension de
» traitemens, quelques moyens ont été employés :
» l'eau de Seltz a augmenté les vomissemens ; l'assa
» fœtida n'a produit aucun effet ; il est vrai que ce
» moyen n'a été employé que pendant deux jours,
» par la résistance de la malade. Il était pris en
» fragmens, que la malade mâchait et avalait. Elle
» a pris une dose de sirop d'ipécacuanha : ce moyen
» n'a pas augmenté la douleur gastrique; la malade
» a moins vomi que de coutume. Le lendemain les

» vomissemens ont continué suivant leur fréquence
» et abondance accoutumées.

» Le ventre, exploré encore avant-hier, n'a pré-
» senté aucune tumeur, ni à l'épigastre, ni dans
» les lombes.

» B..., 21 avril 1837.   J. d. m. p. »

P. S. « On propose de revenir une ou deux fois
» à l'ipécacuanha, aux amers, aux toniques. Les
» ferrugineux, employés deux fois, en 1834 et
» 1835 ou 36, ont mal passé.

» Que penser des moxas ou des cautères appli-
» qués sur le ventre ? » — *R.* Non indiqués.

Voici la réponse :

Nous conseillons l'usage de la glace à petites
doses, et fréquemment répétées, si la malade la
prend avec plaisir et qu'elle paraisse en ressentir
quelque bien-être.

De plus, nous estimons qu'il est à propos d'essayer l'emploi de la poudre de colombo, à commencer par une dose très minime, comme deux ou
trois grains, matin, midi et soir, en augmentant
chaque jour de deux ou trois, pour aller progressivement jusqu'à dix ou douze, trois fois par jour, s'il
est possible.

Sur chaque prise de poudre, on prendra une
cuillerée à bouche de la potion suivante :

22

Eau de laitue. . . . . 4 onces.
Laudanum de Sydenham. . 5o gouttes.
Bi-carbonate de soude. . . 1/2 gros.
Sirop de fleurs d'oranger. . 2 onces.

Faites selon l'art une potion.

Un peu plus tard, on pourra essayer aussi l'eau de Vichy par cuillerées à bouche ; on reprendra encore l'usage du sirop d'épicacuanha, qu'on mêlera avec partie égale de sirop de rhubarbe et d'huile de ricin douce et récente, à prendre, par cuillerée à café, toutes les deux heures, jusqu'à une selle ou deux en vingt-quatre heures. Au bout de deux jours on pourra recommencer, et ainsi de suite, s'il y a lieu.

Un peu de nourriture légère, comme bouillon de poulet et de veau, et puis de bœuf par cuillerées et fréquemment, jus de viande, etc. ; crêmes de riz, d'orge, de gruau, de pain, etc. ; lait coupé avec eau d'orge ou de riz, ou un peu d'eau de chaux (une cuillerée par verre) : pour boisson, eau d'orge, de riz, eau panée, etc., etc., etc.

22 avril 1837.

Vers le 10 juin environ, on me rapporte que la malade est infiniment mieux, le petit bulletin porte que les vomissemens ont cessé dès les premiers jours, au moment de l'administration de la potion calmante et du colombo. La glace n'a point été donnée. Le colombo et les calmans ont été continués pendant plusieurs semaines; le petit mélange, légèrement laxatif, a produit une selle ou deux. Aujourd'hui, sept semaines depuis le commencement du traitement, la malade ne vomit plus du tout, mange bien et de tout, et même une demi-livre de pain par jour ; les forces sont revenues, la malade se promène en ville, l'embonpoint commence à revenir aussi; enfin le peuple regarde cette guérison comme miraculeuse, ce qui veut dire que personne ne s'attendait à voir cette malade se rétablir. — Le 19 juin, après deux mois, guérison confirmée.

Réflexions sur cette observation.

Quelle est la nature de cette maladie ?

L'hématémèse, n'étant ici qu'une déviation menstruelle, ne peut fournir aucune indication directe et locale, en ce sens qu'on ne peut, en bonne pratique, chercher à rappeler le flux menstruel par des moyens directs et locaux. Ces derniers seraient probablement inutiles et sans résultat, ou si leur emploi était suivi de quelque évacuation, celle-ci serait plus nuisible qu'un surcroît de faiblesse ; en voici la raison :

Une aménorrhée chronique, chlorotique, anémique, comme dans le cas dont il s'agit, ne peut fournir qu'une indication générale : on ne peut et on ne doit donc la remplir que par des moyens généraux, les toniques, et spécialement les ferrugineux, dans le but de rendre au sang sa qualité plastique première, et une alimentation analeptique et restaurante afin de favoriser les fonctions hématosiques et nutritives, et c'est dans la condition seule d'une bonne hématose et d'une parfaite nutrition que la menstruation peut s'établir et devenir véritablement utile et salutaire ; il ne s'agit donc pas ici de l'hématémèse. — Procédons par voie d'exclusion.

Il faut que la maladie en question soit une des six décrites ci-dessus.

Il est évident que ce n'est pas un embarras gastrique, même chronique, parce qu'un embarras gastrique ne peut exister à un tel degré d'intensité, ne peut empêcher toute espèce d'alimentation et arrêter la nutrition. — C'est encore moins un squirre de l'estomac, parce qu'un squirre de ce genre, arrivé au point de forcer l'estomac à rendre toute espèce de nourriture, même le lait d'ânesse, de causer un *amaigrissement considérable et de rendre la nutrition impossible,* ne se guérit plus du tout. On ne peut pas dire non plus que ce soit une gastralgie ou une gastrodynie ; dans le cas de notre observation, l'épigastralgie paraît fort légère,

si toutefois elle existe dans la gastralgie ou la gastrodynie, quoique les douleurs soient vives ; l'alimentation est possible, la digestion se fait ordinairement d'une manière à peu près normale et la
nutrition subsiste. Il faut donc enfin que la maladie en question soit une gastrite chronique ou une
gastro-atonie.

Maintenant, voyons. Y a-t-il gastrite chronique ?
Il est fâcheux que le mémoire ne dise pas s'il y
avait douleur à l'épigastre, augmentant ou non à la
pression, et qu'il ne parle pas non plus de l'état de
la langue. Ce silence autorise à croire que l'on n'y
a rien vu d'anormal.

L'alimentation explorative n'a rien appris et n'a
servi de rien au diagnostic, parce qu'une excessive
susceptibilité de l'estomac, ou l'innervation exaltée
ou pervertie de ce viscère, avait paralysé toute fonction digestive et n'avait permis aucune espèce d'alimentation ; mais il y a plus, la médication pharmaceutique, ou le traitement médical qui est l'objet,
la fin de l'alimentation explorative, a été employée,
mais en vain ; car les anti-phlogistiques actifs, consistant en plusieurs applications de sangsues à
l'épigastre, ou sur l'abdomen, ou à l'anus ; la diète,
ou une alimentation très ténue, les boissons douces
et acidules, émolliens de toute espèce, tout cela
n'a exercé aucune influence favorable sur la marche
de la maladie, et dès-lors on pouvait raisonnable-

ment croire qu'une méthode contraire, légèrement tonique et calmante, produirait un meilleur effet, et c'est ce qui est arrivé.

Maintenant, s'il est vrai que la thérapeutique soit le *criterium* de la nature de la maladie, il faudra en conclure que, dans le cas difficile et complexe que nous examinons, il n'y a point de gastrite chronique, mais un élément atonique, plus un élément nerveux, c'est-à-dire la variété de la gastro-atonie, caractérisée par les vomissemens, jointe à une excessive susceptibilité nerveuse de l'estomac (voyez p. 324). Il fallait donc, en dernière analyse, s'arrêter aux élémens atoniques et nerveux et s'attacher à remplir les médications fournies par ces deux élémens morbides ; c'est ce qu'on a fait par les calmans, les opiacés et quelques préparations toniques spéciales, comme la préparation de colombo, etc.

Cette observation me fait rappeler, entre un grand nombre de cas, un fait assez récent de gastro-atonie primitive ou suite peut-être d'une gastrite chronique chez une jeune dame très mal ou point réglée ; elle était faible, pâle, languissante et incapable de devenir mère, parce qu'elle était épuisée par un long traitement *ultra physiologique*, la diète, les laitages, les boissons gommeuses et surtout des sangsues en grand nombre, dont on réitérait souvent l'application pour combattre une douleur d'estomac qui ne cessait jamais quoiqu'elle se modérât momentanément par les saignées locales; voyez pourquoi, p. 310. Cette épigastralgie, par un excès de susceptibilité nerveuse, générale et locale, augmentait considérablement par la pression ; nous avons traité cette malade par la méthode que nous employons depuis plus de vingt ans avec le plus grand succès, c'est-à-dire nos pilules toniques, composées de carbonate de fer, de colombo ou de gentiane, et de l'extrait de ménianthe, un peu de vin amer, etc., le tout au commencement à dose très minime et explorative. On y a ajouté quelques pilules calmantes d'extrait aqueux thébaïque, un régime tonique, bouillon gras , jus de viande, et la malade n'a pas tardé, sous l'influence de ce traitement, à prendre des forces, de la fraîcheur, à se rétablir, en un mot, à devenir mère.

Nous terminerons ce petit travail par quelques mots sur l'heureux emploi de l'opium dans la plupart des maladies douloureuses du tube digestif.

Il n'est point de remède qui soit plus souvent utile et même nécessaire dans ces sortes d'affections. Nous avons administré les préparations opiacées une infinité de fois, avec le plus grand succès contre toutes les anciennes douleurs d'estomac et d'intestin, comme spasmes, crampes, coliques, tranchées existant sans fièvre aiguë ni symptômes inflammatoires ; et nous avons eu souvent l'occasion, dans ces cas, d'admirer les prompts et prodigieux effets de ce précieux médicament.

Tout le monde sait de quelle immense ressource est l'opium dans le traitement du choléra-morbus sporadique, et surtout dans celui de la dysenterie ordinaire. Combien de dysenteries n'avons-nous pas guéries en un, deux ou trois jours au plus, avec l'opium seul à haute dose, l'eau de riz et la bouillie pour toute nourriture! Je regarde cette méthode calmante comme bien plus efficace, plus prompte et plus commode que l'application des sangsues à l'anus, conseillée par M. Broussais d'une manière beaucoup trop exclusive. Si, comme on le prétend, la dysenterie est toujours de nature inflammatoire, pourquoi la guérit-on presque spécifiquement par l'opium ? Il faut donc admettre ici un autre genre d'inflammation spécifique, *sui generis*, différente de la gastrite, de l'entérite ou de la gastro-entérite aiguë que l'on ne traite pas spécifiquement par l'opium. Si, comme on l'a dit plus haut, la thérapeutique est le *criterium* de la nature de la maladie, il faudra demeurer persuadé que la nature de la dysenterie est à peu près la même que celle du choléra sporadique; car ces deux maladies se traitent par l'opium avec un égal succès.

Je sais que l'opium ne convient pas dans tous les

cas. Les dysenteries très inflammatoires avec beaucoup de fièvre exigent les saignées. Dans certaines
épidémies, on administre avec beaucoup d'avanlage
les évacuans, les vomitifs et les laxatifs; dans d'autres cas, il faudra des toniques combinés avec les
calmans, etc.; enfin il faut varier les médications (1)
et les adapter aux diverses indications fournies par
les differens élémens morbides.

Il est encore d'autres affections où l'opium est
d'un très grand secours , comme les coliques mé-
talliques, les diarrhées et bien d'autres cas encore:
car enfin qui nous dira toutes les merveilles opérées par la grande puissance de l'opium et l'étendue de son magique pouvoir? qui pourra la mesurer et la connaître? C'est un bienfait du ciel, un
don de la Providence. Le grand Sydenham rendait
grâces à Dieu d'avoir donné aux hommes l'opium
pour les guérir de ce grand nombre de maux qui
les accablent.

L'opium, c'est le doux remède de la douleur;

(1) Je prends ici et ailleurs le mot indication dans son ancienne
acception pour exprimer un mode particulier de traitement, et
non dans le sens que lui a donné le premier M. Cuvier. Ce médecin entend par médication l'effet immédiat de l'action des
médicamens ou l'ensemble des mutations physiologique que chaque agent pharmaceutique fait naître. Je ne sais pas de raison
pour ne plus employer le mot dans ces deux acceptions, le dic-
tionnaire de l'Académie lui-même lui donne cette double signi-
fication.

c'est souvent le remède que l'on donne encor
quand on ne donne plus aucun remède : c'est alors
la consolation de celui pour qui il n'y a plus de consolation... Mais un autre malade, dont l'organisation et les ressorts de la vie ne sont ni brisés ni
usés, est-il en proie aux plus atroces douleurs, aux
prises avec le désespoir, il appelle, il invoque la
mort, la mort ne vient pas, elle est sourde à ses
cris déchirans; mais soudain la bonne Hygie se présente, accompagnée de l'aimable espérance. Aussitôt une main amie offre au moribond à figure con-
vulsée et livide la coupe salutaire de la vie ; le bien-
faiteur breuvage est avidement avalé ; déjà l'ano-
dine et vivifiante liqueur circule dans ses veines ;
les douleurs ont fui, un calme délicieux descend
dans l'ame du malade ; les passes de Morphée fer-
ment peu à peu ses paupières appesanties, un doux
sommeil, un sommeil réparateur, et semblable à celui du jeune enfant, étend les charmes de ses pavots
sur tous ses sens... A son réveil, le malade est rendu
à la vie et à la santé ; un sourire de joie se promène
sur ses lèvres, un air de contentement est sur sa
figure ; déjà son regard est animé et plein de ce feu
de vie et d'amour qui marque la présence des sentimens purs, élevés et nobles. Aussi, les premières
paroles qui sortent de sa bouche sont des paroles
de reconnaissance et d'admiration pour la médecine. Honneur et gloire donc à cette science salu-

taire et sublime , à cet art divin qui fait tant de bien à l'homme et lui procure le premier des biens terrestres, la santé ; ou plutôt honneur, gloire , louange et bénédiction à celui seul qui est l'auteur de toute science et le Dieu des sciences : *Deus scientiarum Dominus est* (Cant. an.), et qui a donné aux hommes la science de la médecine avec son admirable puissance !... *A Deo omnis medela, dedit hominibus scientiam altissimus...* (Ecclesi.)

FIN.

ERRATA.

On n'a corrigé que les fautes principales.

Pag.	Lign.	
2	10	le, *lisez :* ce.
6	2	Purgoni, *lisez :* Purgon.
10	7	sel aissaient, *lisez :* se laissaient.
11	7	leurs, *lisez :* ses.
27	21	obstruée, *lisez :* abstruse.
45	26	et, *lisez :* est.
55	14	dévoilé, *lisez :* démasqué.
60	21	Montfort, *lisez :* Messieurs.
61	14	les, *lisez :* le.
64	20	celui-là, *lisez :* celui-ci.
ibid.	21	tort, *lisez :* tord.
69	7	toujours, *lisez :* il en restera toujours.
71	15	lui dans sa pratique, *lisez :* lui : dans sa pratique ?
91	9	*lisez :* leur action, *sans point-virgule.*
92	24	Adam tu, *lisez :* Adam : « Tu mangeras.
93	7	Belzébut, *lisez :* Béelzébub.
121	23	au milieu, *lisez :* au dedans.
138	28	et, *lisez :* Eh.
139	16	tube, *lisez :* lobe.
154	11	absorbé, *lisez :* abordé.
274	15	en prise, *lisez :* aux prises.
278	8	volatils, *lisez :* volatiles.
299	6	de dogme, *lisez :* du dogme.
300	8	de lumière, *lisez :* de lumières.
306	10	extinction, *lisez :* extension.
308	27	est trouvée jointe, *lisez :* est jointe.
309	18	*effacez :* et.
311	11	cette douleur, *lisez :* et qui devient.

(350)

Pag.	Lign.	
512	8	esprit du système, *lisez :* esprit de système.
ibid.	15	gastrites chroniques, *lisez :* gastrite chronique.
513	5	de leur assigner à chacune leurs, *lisez :* d'assigner à chacune ses.
ibid.	18	pression ou un, *lisez :* pression, ou un.
514	20	irritables, *lisez :* irritatives.
515	11	ordinaire, *lisez :* ordinairement.
516	2	conduit à établir naturellement, *lisez :* conduit naturellement à établir le corollaire.
ibid.	17	des élémens phlogistiques, *lisez :* de l'élément phlogistique.
518	4	constate, ou, *lisez :* constaté, on.
ibid.	25	ou infusion, *lisez :* ou une infusion.
519	4	Truke, *lisez :* Trnka.
521	11	l'eau, *lisez :* l'acide.
524	18	*après* bien, *ajoutez :* une infusion amère.
525	5	l'entralgie, *lisez :* l'entéralgie.
ibid.	6	d'entrodynie, *lisez :* d'entérodynie.
527	15	puissans, *lisez :* persistans.
ibid.	27	magister, *lisez :* magistère.
529	17	dense, *lisez :* dure.
550	26	les diètes blanches, *lisez :* la diète blanche.
551	5	*effacez :* or.
ibid.	25	d'essayer par là à, *lisez :* d'enrayer par là et.
552	5	fuite, *lisez :* perte.
559	24	*après* plus nuisible, *ajoutez :* qu'utile, et la malade n'en éprouverait qu'un surcroît.
541	1	existe dans, *lisez :* existe. Dans.
545	10	*après* gentiane, *ajoutez :* d'aloès.
ibid.	18	*après* mot, *ajoutez :* et à devenir.
545	13, 14	l'opium et,... ? qui pourra, *lisez :* de l'opium ? et l'étendue de son magique pouvoir, qui pourra.
ibid.	25	Cuvier, *lisez :* Barbier.
ibid.	26	je ne sais, *lisez :* je ne vois.
346	6	est-il, *lisez :* est en proie.
ibid.	12	bienfaiteur, *lisez :* bienfaisant.